D0910947

J'ai commencé
mon éternité

Révision: Sylvie Massariol
Correction: Anne-Marie Théorêt et Linda Nantel
Infographie: Luisa da Silva
Illustration de la page couverture: Michel Moreau
Photo en quatrième de couverture: Jean-Claude Labrecque

Catalogage avant publication de Bibliothèque
et Archives Canada

    Fournier, Édith

    J'ai commencé mon éternité: survivre au déclin de l'autre

1. Fournier, Édith.   2. Moreau, Michel.
3. Alzheimer, Maladie d' - Patients - Relations familiales.
I. Titre.

RC523.F68 2007   362.196'831   C2006-942362-8

Pour en savoir davantage sur nos publications,
visitez notre site: **www.edhomme.com**
Autres sites à visiter: www.edjour.com
www.edtypo.com • www.edvlb.com
www.edhexagone.com • www.edutilis.com

01-07

© 2007, Édith Fournier

© 2007, Les Éditions de l'Homme,
une division du Groupe Sogides inc.,
filiale du Groupe Livre Quebecor Média inc.
(Montréal, Québec)

Tous droits réservés

Dépôt légal: 2007
Bibliothèque et Archives nationales du Québec

ISBN 978-2-7619-2345-3

DISTRIBUTEURS EXCLUSIFS:

• Pour le Canada et les États-Unis:
MESSAGERIES ADP*
2315, rue de la Province
Longueuil, Québec J4G 1G4
Tél.: (450) 640-1237
Télécopieur: (450) 674-6237
* une division du Groupe Sogides inc.,
filiale du Groupe Livre Quebecor Média inc.

• Pour la France et les autres pays:
INTERFORUM editis
Immeuble Paryseine, 3, Allée de la Seine
94854 Ivry CEDEX
Tél.: 33 (0) 4 49 59 11 56/91
Télécopieur: 33 (0) 1 49 59 11 33
Service commande France Métropolitaine
Tél.: 33 (0) 2 38 32 71 00
Télécopieur: 33 (0) 2 38 32 71 28
Internet: www.interforum.fr
Service commandes Export – DOM-TOM
Télécopieur: 33 (0) 2 38 32 78 86
Internet: www.interforum.fr
Courriel: cdes-export@interforum.fr

• Pour la Suisse:
INTERFORUM editis SUISSE
Case postale 69 – CH 1701 Fribourg – Suisse
Tél.: 41 (0) 26 460 80 60
Télécopieur: 41 (0) 26 460 80 68
Internet: www.interforumsuisse.ch
Courriel: office@interforumsuisse.ch
Distributeur: OLF S.A.
ZI. 3, Corminboeuf
Case postale 1061 – CH 1701 Fribourg – Suisse
Commandes: Tél.: 41 (0) 26 467 53 33
               Télécopieur: 41 (0) 26 467 54 66
               Internet: www.olf.ch
               Courriel: information@olf.ch

• Pour la Belgique et le Luxembourg:
INTERFORUM editis BENELUX S.A.
Boulevard de l'Europe 117, B-1301 Wavre – Belgique
Tél.: 32 (0) 10 42 03 20
Télécopieur: 32 (0) 10 41 20 24
Internet: www.interforum.be
Courriel: info@interforum.be

Gouvernement du Québec – Programme de crédit
d'impôt pour l'édition de livres – Gestion SODEC –
www.sodec.gouv.qc.ca

L'Éditeur bénéficie du soutien de la Société de
développement des entreprises culturelles du Québec
pour son programme d'édition.

 Le Conseil des Arts du Canada
The Canada Council for the Arts

Nous remercions le Conseil des Arts du Canada de
l'aide accordée à notre programme de publication.

Nous reconnaissons l'aide financière du gouvernement du Canada par l'entremise du Programme
d'aide au développement de l'industrie de l'édition
(PADIÉ) pour nos activités d'édition.

Édith Fournier

Préface de Charles Juliet

J'ai commencé
mon éternité

Survivre au déclin de l'autre

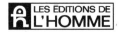

LES ÉDITIONS DE
L'HOMME

DU MÊME AUTEUR

FOURNIER, Édith et Michel MOREAU. *Une naissance apprivoisée*, Montréal, Les Éditions de l'Homme, 1979, 107 p. (épuisé)

FOURNIER, Édith. *La mère d'Édith*, Montréal, Libre Expression, 1983, 151 p.

FOURNIER, Édith. *Qui a peur d'Alexander Lowen ? Voyage intérieur d'une thérapeute*, Montréal, Les Éditions de l'Homme, 1995, 262 p.

À Michel, mon mari

Prologue

De leur vivant, rares sont ceux qui atteignent le rivage de leur éternité.
Michel est de ceux-là.
Il évolue dans une autre dimension du monde.
Je n'ai pas accès à cet univers.

Michel m'apprend que l'abîme secrète sa parcelle de plénitude.
Elle prend parfois des allures de sens.

Michel me propulse entre supplice et état de grâce.
De l'un à l'autre, je ne suis plus la même.
Cette mue de moi est devenue ma seule issue.

Michel sollicite ce qu'il y a de don en moi.
Notre amour serait-il devenu dévotion?
Au point de ne plus rien attendre, de ne plus rien comprendre,
d'accepter que chaque jour m'engendre?

Michel m'a dépouillée de l'essentiel de mes rêves.
Est-ce se tarir que de ne plus rêver?

Michel me rend maintenant à ma solitude, la grande, la vraie, l'absolue.
Il est, lui aussi, tellement seul.
Seul, mais libéré du temps et de l'espace.

C'est ainsi que je parle aujourd'hui sans savoir si, demain,
ma vérité sera la même.
Demain, le deuil m'attend.
Je ne réponds plus de rien…

J'aurai seulement aimé.

Lettre à Édith Fournier

Votre éditeur m'a proposé d'écrire une préface pour ce livre et c'est sans hésiter que j'ai accepté sa proposition. J'ai donc lu et relu *J'ai commencé mon éternité* et je me suis mis à la tâche. Mais très vite, il m'a paru que j'avais mieux à faire. Plutôt que de rédiger une préface, il fallait que je vous écrive une lettre. M'adresser directement à vous me semblait plus approprié, mieux à même d'introduire à la lecture de ces pages par lesquelles vous nous entretenez de l'épreuve qui vous a été imposée.

De quoi s'agissait-il ? Alors que son âge laissait espérer qu'il avait encore de bonnes années devant lui, Michel, votre compagnon, a été atteint par la maladie d'Alzheimer, une dégénérescence des cellules du cerveau qui altère gravement la personnalité en même temps que le fonctionnement de la pensée et de la mémoire.

Au début, la maladie ne s'est pas laissé identifier. Elle se manifestait par des faits qui ne tiraient pas à conséquence, mais perturbaient votre vie commune. Ne pouvant pressentir ce qui se préparait, vous reprochiez à votre compagnon de ne plus se comporter comme avant et votre couple a traversé une crise. Puis il a fallu vous rendre à l'évidence, accepter l'inacceptable : Michel était bel et bien malade. La dégénérescence avait commencé son travail d'érosion et elle irait en s'aggravant. Le coup a été rude. Après trente ans d'une heureuse complicité, Michel s'éloignait déjà dans son absence. Inévitable, une rupture s'effectuait. Elle a marqué la fin de votre vie de couple et, pour vous, la venue d'une radicale solitude.

Mais forte de votre amour inentamé et parce que vous êtes une battante, vous avez voulu que ce compagnon de plus en plus diminué demeure en sa maison. Pour vous, cela signifiait un lourd fardeau. Un fardeau que vous avez porté pendant sept ans. Sept ans durant lesquels vous avez dû être inventive, faire preuve de courage, renoncer à avoir une vie personnelle. Les jours de désolation, d'épuisement, de total désespoir se sont succédé, mais vous n'avez jamais failli.

Très rapidement, il est apparu que vous ne pouviez suffire à la tâche. Obligée de vous faire aider, vous avez vécu «à nu, offerte aux jugements des autres, à leur regard», et ce fut là une autre forme d'épreuve.

En vous lisant, je vous savais gré de n'avoir pas pris la pose, de n'avoir pas endossé le rôle de la femme héroïque. Loin de vouloir paraître admirable, vous vous montrez à nous en toute franchise, sans vous ingénier à masquer ce qui était sans doute difficile à avouer. Vous rappelant ces jours où vous avez dû affronter «l'insurmontable», vous notez : «Je n'avais pas mis de sourdine à mon ressentiment, à ma révolte, à ma mesquinerie, à la partie laide de mon être. Je n'avais pas cherché à déguiser ma rancœur sous les oripeaux d'une factice générosité.» Parfois, à bout de fatigue et de désespérance, il vous venait le désir de tout lâcher, d'abandonner la partie. Ou bien, vous vous rebelliez, criiez votre révolte : «Je n'en peux plus de cette captivité», et vous vouliez alors vous libérer de ce qui vous enchaînait. Mais aussitôt, vous aviez l'impression de manquer à votre devoir, de trahir celui que vous continuiez d'aimer, et la culpabilité vous étreignait. Tourments destructeurs, épuisants, et qui ne vous laissaient aucun répit.

Toutefois, à votre insu, sous l'action de ce que vous enduriez, un travail s'opérait en vous. Prisonnière de votre solitude, vous étiez contrainte de porter votre regard sur votre réalité interne et, de la sorte, d'apprendre à vous connaître. «Ce que je ressens d'un jour à l'autre n'a rien d'une élévation. C'est d'une descente qu'il s'agit, non vers le bas, mais vers le dedans.» Souffrance et tourments vous ont dépouillée, épurée, vous ont centrée sur ce que vous avez de meilleur. «Plus je perds, plus j'ai à offrir», vous émerveilliez-vous. Preuve vous était donnée que vous veniez de vivre une mutation. À la faveur de cette métamorphose, vous êtes devenue celle que vous étiez profondément, mais dont vous n'aviez pas connaissance. Ainsi l'épreuve vous a-t-elle permis de naître à vous-même, et cette naissance vous a octroyé lucidité, quiétude, liberté intérieure, confiance en vous-même et en la vie.

Un jour, vous avez constaté avec étonnement : «Je suis vivante dans la totalité de mon existence.» Tout s'était inversé. D'une souffrance vécue dans l'aigreur et la révolte, vous êtes passée à l'acceptation et à un bonheur d'être inespéré. La vie nous ménage parfois d'incroyables surprises. Ce qui menaçait de nous faire sombrer devient ce qui nous mène à la rencontre de nous-même et à une plénitude dont on ne pouvait penser qu'elle était possible.

Félicitations Édith ! Sur un sujet ingrat et douloureux, vous nous livrez un témoignage qui est tout à la fois un essai, un texte autobiographique et un poème d'amour. Lucide et véridique, ce témoignage se lit en outre comme un roman, et je suppose que, tout comme moi, nombre de lecteurs seront sensibles à votre qualité d'être ainsi qu'à la qualité de votre écriture.

Quant aux personnes qui ont à accompagner un proche victime de cette maladie, je suis convaincu qu'elles trouveront profit et réconfort à s'emparer de ces pages qui relatent une naissance et diffusent de la vie.

Charles Juliet

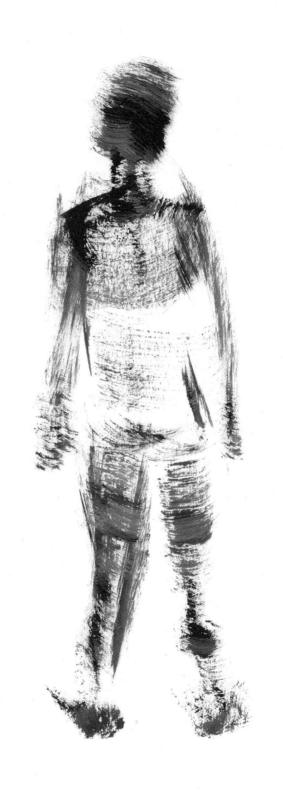

Avant-propos

Depuis juin quatre-vingt-dix-huit, mon mari, Michel[1], est foudroyé par un vertigineux processus de dégénérescence neurologique combinant les maladies d'Alzheimer et de Parkinson. J'avais cinquante-cinq ans quand tout cela a commencé. Il en avait soixante-six. Cinéaste de métier, artiste d'âme, puissant, créateur, beau, sensible, élégant, irrésistible, il aura suffi de trois ans pour qu'il ne marche plus, ne parle plus ou à peine, ne mange plus seul… Je n'ai pas besoin d'en dire davantage sur son état. Michel fait aujourd'hui partie de la famille des cas lourds, ceux dont la condition impose d'évidence un hébergement en établissement. Et pourtant… Sans présumer de sa condition à venir ni de la mienne, pendant sept ans, j'ai refusé l'hébergement. Non pas par générosité ni par témérité. C'était un choix bien senti. Mon amour, je le gardais chez nous, chez moi, en moi, pour moi, c'est comme on voudra. Le lève-personne, le lit d'hôpital, le papier d'Arménie, le fauteuil roulant et le reste, j'en avais fait mon affaire. Je n'y faisais plus attention. Néanmoins, je me suis demandé si mon refus n'était pas de l'ordre du déni, par défaut de courage à l'idée de nous séparer; bien pire, un acte

---

1. Michel Moreau a réalisé au Québec une centaine de films documentaires éducatifs et sociaux dont le dernier, *Le Pays rêvé* (ONF, 1996), trace le bilan de sa vie, principalement de son émigration de la France vers le Québec. Sur l'épisode de vie à domicile alors qu'il était atteint d'une variante grave de la maladie d'Alzheimer que l'on appelle «démence à corps de Lewy», deux films ont été réalisés: *Mon ami Michel*, du réalisateur et ami de toujours Jean-Pierre Lefebvre (CINAK, 2004), et *Édith et Michel*, de la réalisatrice, devenue amie, Jocelyne Clarke (EREZI 2004).

d'orgueil à réussir là où d'autres ont cédé avant moi. À cette question, encore aujourd'hui je n'ai pas de réponse.

J'ai vécu, et je vis encore[2], avec un homme qui ne ment plus, qui n'a plus de défenses. Vivre commence à nous suffire. Vivre simplement, vivre intensément, vivre complètement. Je vis avec un homme qui n'a plus que ses yeux pour parler. Futilité des discours à côté du langage de son regard! À cette profondeur où il dépose son œil, la fuite n'est plus possible. Il se déleste, silencieusement. Moi, je vis avec cet homme nu, inspirée par le consentement qu'il accorde sans résistance à son devenir. Et c'est dans le quotidien de nos petits matins ou l'ordinaire des couchers qu'il m'imbibe de sa façon d'exister. Il arrive – c'est trop rare, mais ça se trouve – qu'il recouvre un brin de parole. Me voyant m'approcher du lit, il soulève en tremblant la couverture et me murmure dans un souffle infiniment jeune: «Allez, viens!» Le tout petit lit d'hôpital redevient lit conjugal, le temps de loger ma tête sur son épaule, de promener ma main sur sa poitrine encore vivante, de sentir le battement de son cœur chaud. Il prend mon bras dans ses bras, comme on tiendrait une gerbe de fleurs. Nous sommes encore un couple, un vieux couple de trente-cinq ans de vie pleine.

Pour survivre dans ce contexte, j'ai un devoir de délestage. Je n'ai aucun avenir, je le sais, si je n'arrive pas à quitter une certaine perception du monde et de la vie fondée sur l'excitation, la compétition, la performance et la séduction, sans parler des avoirs. Qu'il est difficile ce forage de soi pour ne pas être qu'apparent! À reprendre, toujours. À accepter, toujours. À redéfinir, toujours.

Je n'aurais jamais choisi de vivre ce que je vis. Mais puisque je dois y faire face sans possible sursis, ne me reste plus qu'à

---

2. En juillet 2005, j'ai dû me séparer de lui et le confier à un centre de soins de longue durée, où il vit depuis.

céder. Michel a déjà cédé. Je ne le vois plus jamais résister ni même se révolter contre la grande dévoreuse qui gruge ses neurones. Il transpire d'une grande humanité et son souffle, si précieux maintenant pour moi, me dit qu'aujourd'hui il est encore là, comme il l'était hier et que, demain, ce ne sera peut-être pas encore déjà l'absence. Quant à après-demain...

Trouble de mémoire, dites-vous ?

Et si l'on voyait autrement ces déficits de la mémoire?
Si cette confusion du souvenir masquait, au contraire,
un effort de sauvegarde de celui qui a toujours été?

Se souvenir, c'est «venir sous», «venir en dessous» de l'apparence. Percer le souterrain, s'y installer. Pénétrer ce qui est caché, ce qui a été enfoui, ce qui dort et ne fait aucun bruit. On se souvient comme on devient; comme on *se* devient, on *se* souvient.

Tu parles peu, tu regardes, tu vis. À quelques exceptions près, tu sembles ne pas souffrir de ton retrait. Nos bavardages, à côté de ton profond silence, détonent. On pourrait croire que tu n'es plus là. Tu n'es plus là où nous sommes, nous, les bavards, les performants, les efficaces. Je sais, je sais que la dégénérescence de tes neurones enraye ton langage. C'est vrai souvent, pas toujours.

Été 2002… quatre ans après le début de ta maladie. Tu ne marches plus depuis plus d'un an. Je place ton fauteuil sur le balcon. Je te dis que tu seras ainsi avec moi. Je dois étendre dix sacs de terre pour refaire la pelouse abîmée. «Laisse-moi faire, c'est trop dur pour toi.» Je suis saisie, tu as le même ton qu'il y a cinq ans, les mêmes réflexes, la même attention. Tu n'as pas changé. Tu es celui qui, l'hiver dernier, alors nouvellement invalide, me disait: «Laisse, je vais pelleter!» On pourrait dire que tu n'es vraiment plus là. Confus, parti, gaga. Moi, je sais que c'est toi qui parles. Que tu n'as rien perdu de ta profonde identité. Tu ne sais pas que tu ne marches plus. Ou plutôt, non, tu te ressens valide. Debout, en marche. Tu es toujours un homme vivant. Tiens! Il y a deux semaines… Tu voulais venir en vacances avec moi. Redoutable question qui me jette chaque fois dans le désespoir. Et je te réponds, dérisoirement : « Mais c'est pas possible, il y a des escaliers. » « Mais je monte les escaliers, moi! » Oserais-je te dire que tu ne peux plus le faire? Dans ta mémoire, tu marches, tu montes les escaliers, tu pellettes la neige et tu étends la terre.

La mémoire, c'est le sauvetage de l'identité. D'une identité intègre, intégrée. C'est ce que je découvre avec toi. En dépit de tes déficits, tu demeures celui que tu as toujours été. Tu évoques la guerre, et puis la guerre, et encore la guerre. À première vue, on dirait que tu radotes. Mais quand tu parles de la guerre, celle qui a amputé ta mère de son père et celle que tu as été obligé de faire, la sale d'Algérie, moi, je sais que tu parles d'une des plus grandes souffrances de ton existence, surtout lorsque tu montres le poing en la nommant. Radotages, tout ça, ou fondements de l'unicité?

Oublier mon nom, le nom de la ville où tu habites, la localisation de ta chambre… et après? Tu m'apprends que l'important est de te vivre comme un homme debout, un homme qui crée, qui fait des films et qui rêve. Le matin, lorsque tu me dis que tu as écrit, que tu as « tourné » cette nuit et que tu as parlé à toutes ces personnes qui habitent ta chambre, je dois savoir que tu n'hallucines pas, mais que tu es vivant, que tu es vibrant. Je dois savoir que te ramener à la réalité serait aller à contre-courant de tes assises identitaires. Que rien ne serait plus vain que de chercher à te convaincre de cesser de fabuler. Tu es dans une autre actualité qui, pour toi, vaut la mienne. Ce n'est pas te faire offense que de dire comme toi pour te permettre de réactiver quelques touches de ton histoire. D'ailleurs, n'en étais-tu pas conscient ce jour où tu m'as déclaré avec gravité : «J'ai un problème d'idées» ? Qui a dit que tu perdais la mémoire ? Mais c'est ta mémoire qui parle à ta place ! C'est ton histoire qui reflue ! Tu n'as plus besoin de plateau pour tourner, ni de fleurs ou d'aveux pour aimer. Tu aimes et tu joues.

Comme hier, alors que je m'affairais à préparer le repas, à cirer la table, à balayer la cuisine et à répondre au téléphone. Je ne te parlais pas, je m'agitais dans l'efficacité du domestique. Tu avais les yeux rivés sur moi, tu ne manquais rien de mes gestes, de mes intonations, de mes folies. Un coup de torchon sur le comptoir, je jette les épluchures de pommes de terre, j'essore la laitue... un peu d'ail, un jaune d'œuf, de la moutarde et un filet d'huile... tu es captivé. Il m'arrive de chantonner en reproduisant les gestes connus, encore un peu de sel, une goutte de citron... Tu ne dis rien; moi non plus. Une bonne heure, tu me suis de la sorte; tu regardes les plats valser, les bouteilles se déboucher, se reboucher, la main qui bat, qui verse et qui tourne. Une danse en solo devant un unique spectateur, muet dans son fauteuil. Soudain, alors que nous partageons toi et moi la même solitude, tu me dis : «On s'amuse, hein ?» Arrêt sur image. On ne bouge plus. C'est à se dissoudre d'amour quand tu laisses ton innocence donner la main à ta vieillesse.

Comme le nourrisson que tu as été, tu te réjouis de ce paysage aimant qui tourne autour de toi. Tu «es avec», et cela te suffit pour t'amuser, mon amour. Trouble de mémoire, dites-vous ? J'aime croire que tu as accès à la source d'une expérience de vie qui a été. Je me console en croyant que c'est mon regard aimant sur toi, mon corps encore amoureux qui te le dit de toutes les façons et mon cœur vautré dans la tendresse de notre intime complicité qui appelle chez toi ces mots d'amour. «On s'amuse, hein ?»

Tu confonds congélateur et réfrigérateur.

Je cherche un moyen d'identifier l'un et l'autre sans t'insulter.

Dérisoirement, je colle sur la porte du frigo de petites vaches

et sur celle du congélateur des pingouins.

Officiellement, c'est pour amuser Jean-Loup, notre petit-fils.

Quand tu cherches quelque chose, je te dis «côté vaches» ou «côté pingouins».

C'est bien peu efficace : j'ai retrouvé hier soir le litre de crème glacée

complètement fondue «côté vaches». C'était logique !

Les signes avant-coureurs :
le ver dans l'amour

L'hypothèse du pire est rarement celle qui s'impose au départ.
C'est la crise conjugale qui sonne d'abord l'alerte.
En quelques mois, on se retrouve étrangers l'un à l'autre.
C'est la déroute absolue, faute de comprendre
la nature du processus qui s'amorce.

Quand j'ai vu apparaître les premiers signes de la maladie chez mon mari – c'était à l'été 1998 –, ce fut d'abord l'incrédulité. Incrédulité non pas en lui, mais en la fortune en laquelle j'avais placé ma confiance. Cette bonne fortune qui, jusque-là, avait présidé à notre vie conjugale nous désertait. Ce fut la première grande désillusion, et non la moindre. Nous n'étions plus, lui et moi, les enfants du bonheur, les amants de la combinaison chanceuse.

Nous avions connu nos heures grises, il est vrai. Ensemble, nous avions toujours tenu suffisamment l'un à l'autre pour sauver ce qui pouvait l'être et consolider l'édifice. C'est ainsi que j'en étais venue à croire que, malgré le difficile, notre trajectoire de vie nous mènerait l'un et l'autre vers une heureuse fin. Nous avions échappé au pire jusqu'alors, nous devrions encore une fois faire mentir les pronostics. Mais l'équation aujourd'hui se présentait négative. Je vivais à l'affût du démenti. Je m'accrochais – c'était dérisoire, je le sentais – à un lambeau de promesse que l'histoire pouvait trouver un autre dénouement. La poussée du destin allait l'emporter sur la futilité de mes tentatives de détournement du sort. J'étais déjà engagée sur le chemin de ceux qui n'auront d'autre issue que de céder, qui ne trouveront leur avenir que les épaules au plancher. La cruauté de ce constat ne pouvait m'être épargnée. Aussi impitoyable fût-il, cet étranglement était incontournable, c'est maintenant que je le sais.

Il disait qu'« il se laissait dériver, qu'il marchait lentement vers le pays de sa vieillesse ». Il avait soixante-sept ans ! Cette poésie-là ne m'atteignait pas. C'était bien beau, mais il n'en finissait plus d'oublier ses rendez-vous, de cacher son agenda de peur qu'on le lui vole, de sécher devant le mode d'emploi, pourtant si facile, de son magnétophone. J'étais devenue experte dans l'art de produire des consignes simples pour utiliser les appareils. Schémas clairs, gommettes sur les commandes, charte de couleur pour s'y retrouver. Quand, après de grandes fouilles, par bonheur pour moi, par malheur pour lui, je retrouvais cet agenda apparemment volé, j'avais une imagination sans fin pour invoquer les justifications qui ne lui feraient pas perdre la face. Je m'enfermais dans mon bureau pour ne pas voir qu'il prenait trois heures à faire la vaisselle. Nous étions deux à table !

Au-delà du visible se jouait entre nous un drame autrement plus douloureux que celui de la maladie comme telle. C'était un ver dans l'amour… Serai-je capable d'aimer suffisamment mon mari pour l'accompagner dans cette descente aux enfers ? Ce mal faisait son œuvre en moi. Pendant plus d'un an, je voyais ma capacité d'amour s'éroder, mon cœur se recroqueviller. À la générosité se substituait la mesquinerie. À l'ouverture, l'impatience. À l'admiration, l'accusation. Au-delà de la trivialité du quotidien, je souffrais d'amour, du manque d'amour, de la désertion de mon cœur. Je souffrais de l'insuffisance de compassion. Dieu que c'est cruel de se vivre sans cœur ! Compassion ! On connaît ses rondeurs et ses contours quand elle est là, mais que dire du désert qu'elle creuse en nous lorsqu'elle nous fait défaut? Le baiser sec, la caresse mécanique, le regard absent, le «mais oui, je t'aime, tu le sais bien» qui tombe à plat. Je me trouvais hideuse, dure, mesquine, sans pitié et hostile. C'est ça, l'enfer!

Cet homme devenu un étranger pour moi me rebutait aussi physiquement. En quelques mois, il avait perdu vingt-cinq kilos. Il était courbé, faible, moribond. Il tremblait. Pourquoi diable ne se relevait-il pas? «Mais pourquoi, Michel, ne te redresses-tu pas? Tu te laisses aller. Réagis, bon sang!» Je devenais cruelle. Mon exaspération était à peine dissimulée. Cet amour dévasté, truffé d'ingratitude, m'obsédait jour et nuit. J'aurais voulu crier, crier, et… dormir, m'endormir jusqu'à l'après. Je le sais maintenant, j'étais prise de panique, j'agonisais.

S'il m'est infiniment difficile d'évoquer cet épisode de notre vie à deux, je ne me sens pas capable d'en faire l'économie. Car pour parler du reste, il faut savoir que le chemin fut dantesque. Que la lumière a surgi seulement dans les ténèbres de ma décadence. Ce que j'avais de plus précieux depuis trente ans, ce que j'éprouvais de bon pour mon homme et pour moi, ma capacité d'amour, mon estime, ma foi dans ma bonté suffisante pour affronter ce qui se présentait à moi, tout cela était menacé. De bonté, je ne pouvais plus parler faute de résonance. J'ai bien cru mourir de soif. Mourir de nuit. Mourir avant lui.

Comme la bonne fortune n'avait plus sa place dans ma vie, cet amour blessé pour mon compagnon venait donner un coup fatal à tout le processus de désillusion. Il me fallait ouvrir les yeux. Faire le deuil de ce couple, la plupart du temps heureux, que nous avions été. Le cœur évidé de romantisme, l'avenir sans lueur, la séparation à plus ou moins brève échéance, l'hébergement par défaut de courage, dans le désespoir et la culpabilité du «je-n'en-peux-plus». Mettre aussi bêtement un terme à trente ans de complicité, de solidarité: quel gâchis! Dans les faits, cette descente dans l'enfer de la désillusion a duré presque deux ans.

Tu te plains qu'on te vole tes affaires.

Tout un chacun est accusé, sauf moi.

J'ai une vive inquiétude parce que je me dis qu'un jour,

c'est de moi que tu te méfieras. Je dois congédier

certaines personnes qui travaillent pour nous et dont

j'ai grand besoin dans les circonstances.

Je ne doute pas de leur innocence, mais n'arrive pas à t'en convaincre.

De toute évidence, tu ne te sens plus en sécurité chez toi.

Chaque fois que tu t'enfermes dans ces délires paranoïdes,

je réagis violemment. Je comprends ton désarroi, je fais des liens

avec ces temps de guerre qui t'ont tellement marqué,

mais nous ne sommes plus en guerre.

Sans équivoque, je te signifie que tu dois abandonner ces références.

Dans ces cas-là, je m'entends prendre un ton de voix dur, cinglant,

et chaque fois je le regrette. C'est le seul moyen que j'ai trouvé

pour calmer le jeu.

La vague du tendre

On ne se réclame pas du ver qui s'est glissé dans l'amour.
On le garde pour soi. Jusqu'à ce que
la vague du tendre l'emporte sur l'amertume.
Celui ou celle qui accompagne s'est enlisé,
sans encore le savoir, dans une solitude sans pareille.
C'est souvent une tierce personne qui dénoue l'impasse.

Un jour de mars, vers la fin de ces deux années de maelström, je suis partie me reposer. Six jours seulement. Le fils aîné avait pris son père en charge en mon absence. À l'aube du troisième jour, coup de téléphone. La voix tremblante, gorgée d'émotion, Pascal me dit : « C'est bien pire que je pensais. Je me demande comment tu fais. » Devrais-je m'en confesser ? À l'autre bout du fleuve, je pleurais de réconfort. Enfin, quelqu'un savait ! Quelqu'un tremblait, comme moi. Ma douleur était connue, reconnue. J'ai pleuré toute la journée. Effondrée sur mon fauteuil, dans les derniers des derniers retranchements de ma douleur. J'ai vu le fleuve s'assombrir, Baie-Saint-Paul s'illuminer, la Côte-du-Sud et l'Isle-aux-Coudres scintiller. Avec cet interminable hurlement qui s'échappait de moi, quelque chose de tendre refluait dans ma gorge. Comme si la glace qui avait servi de sépulcre à mon cœur s'était fendue. Depuis des mois que je m'enfonçais dans l'hostilité de la révolte !

Ce soir-là, une giclée de suc amoureux s'est emparée de mon cœur vidé. Le surlendemain, une journée plus tôt que prévu, je quittais ma retraite : je m'ennuyais de Michel. Lorsque j'ai poussé la porte de la cuisine, il était là, debout, chétif, fragile, inquiet. Deux grands yeux plantés dans les miens. Je l'ai vu malade, très malade. Il avait un tel besoin de moi, mon homme, mon Gibraltar, mon si petit.

Quel miracle venait donc de se produire ? Il y avait la parole du fils, ému, comme moi. Il a dit : « Pauvre Ti-Pit ! » Mais il y avait aussi le fait que j'avais suivi sans doute le seul chemin qui allait permettre que ce miracle fût : je n'avais pas mis de sourdine à mon ressentiment, à ma révolte, à ma mesquinerie, à la partie laide de mon être. Je n'avais pas cherché à déguiser ma rancœur sous les oripeaux d'une factice générosité. J'ai bien tenté de le faire à coups de résolutions. N'y suis jamais arrivée. Dans mon refuge de Baie-Saint-Paul, j'ai rendu les armes. J'ai signé l'armistice avec moi-même. Et je suis revenue. Capable maintenant de faire face.

Tant que je n'ai pu abandonner cette lutte féroce qui se livrait en moi, contre moi, je ne pouvais pas trouver l'énergie suffisante pour m'organiser. M'organiser, cela voulait dire signaler l'état de Michel au CLSC[3]. Déclarer le diagnostic. En parler avec lui. Rajeunir la maison pour vivre ce qu'il nous restait de vie dans un bel environnement. Recruter les indispensables, les anges, comme je me plais à les appeler, qui allaient désormais prendre soin de nous. Adapter la salle de bain, discuter appareils, centre de jour, transport adapté, crédits d'impôt, subventions, etc., bref, devenir en quelques semaines plus ou moins PDG d'une PME. Cela est difficile. D'autant plus difficile que, dans le passé, les finances et les factures, c'était Michel. Le tour de la maison le soir, la place

---

3. CLSC : centre local de services communautaires. Organisme gouvernemental dont la vocation, dans le domaine des services sociaux et de santé, est de coordonner, entre autres, les ressources qui favorisent le maintien à domicile des personnes en perte d'autonomie.

du bord dans le lit, c'était Michel. Le plombier, le déneigeur, l'entrepreneur pour la toiture, c'était Michel. Aujourd'hui, je sonde les portes, j'éteins les lampes inutiles, je sors les ordures et je discute rénovations. Difficile, mais possible. Il faut résoudre l'intérieur avant de pouvoir investir l'extérieur. Lorsque je revois cette saison où j'ai fait repeindre les trois quarts de la maison, où mon fils a bûché «par solidarité», disait-il, sur un chef-d'œuvre de bibliothèque dans le salon, où nous avons tout organisé pour recevoir les frères et sœurs venus de France, je sais aujourd'hui qu'il y avait là présages de vie. D'un jour à l'autre, une petite résurrection renversait la trajectoire de mon désespoir. C'était le début du jour, l'éclosion du muguet et du lilas. C'était Pâques.

Tu passes un temps fou dans ton petit bureau à essayer
d'y mettre de l'ordre. Tu étales tes papiers. Tu fais des piles
que tu changes de place et tu recommences. Par la porte entrouverte,
je jette un coup d'œil: tu tournes en rond. Je découvre les comptes
d'électricité en souffrance; même chose pour le gaz
et pour le téléphone. Trois mois de retard. Puis, stupeur,
je constate que tu ne sais plus faire un chèque. Tu te tourmentes:
«Je deviens fou ou quoi...» Le samedi de cette semaine-là,
je t'offre de tout prendre en main, «temporairement», précisé-je.
Je te convaincs de libérer ton univers de toutes ces tracasseries domestiques.
Je te suggère en lieu et place de t'abandonner à tes pinceaux,
à tes toiles, à tes projets personnels, plutôt que de
«perdre ton temps» à des affaires dont tu t'es assez longtemps occupé.
Mon tour est venu. Tu cèdes devant mes arguments
et souris à la perspective de te vautrer dans la création.
Je suis tétanisée, transie de peur devant des affaires que je n'ai plus tenues
depuis trente ans, entre autres la gestion de la compagnie
dont le bilan et l'année financière se terminent à la fin du mois.

Puis me guérir, nous guérir,
de cet amour flétri

Pendant ces années de gestation, une blessure s'est creusée
dont il faut se consoler. Vient un jour où le regard change.
C'est avec lui que commence le forage de soi.

À Baie-Saint-Paul, lorsque j'ai reçu l'appel de Pascal, un barrage
avait cédé. Michel était désormais un grand malade. Et c'est alors
que j'ai compris que de projection à protection, la différence n'est
pas que d'une lettre. Il y a un monde. Depuis deux ans, je proje-
tais sur mon grand malade mes désespoirs, les anciens et les
actuels, mes frustrations, mes intentions, mes indignations. Je
ne pouvais me représenter ce que pouvait être ma vie sans un
homme «sain» à mes côtés. Je n'aurais jamais cru à l'époque que
vivre avec un malade d'Alzheimer, c'est néanmoins VIVRE.

Le sens de ma vie conjugale prenait ainsi une tout autre
orientation. Désormais, je devais protéger mon mari. Accepter
sans projection qu'il ne pouvait rien faire de plus ni de mieux;
qu'il faisait déjà l'impossible. Moi qui avais toujours cherché le
sens de mon existence, moi qui avais chaque année remis en
question mes choix professionnels et mes engagements sociaux,
voilà que, dorénavant, pour le temps qu'il faudrait, je n'avais plus
à chercher. Redéfinir notre amour, le recomposer, le soigner, le
guérir des deux années d'enfer qu'il venait de franchir. Laisser
ressurgir la source, écouter son murmure, sectionner les mailles de
la rébellion et inventer, oui inventer, une vie nouvelle, une façon
inespérée de vivre. Nous abandonner au possible. Ensemble.

Depuis ce jour où l'ennui s'est emparé de mon cœur blessé, je n'ai plus jamais mis en doute la portée de ma présence en ce monde. C'est d'amour qu'il s'agit. Et je n'hésite pas à dire que jamais autant qu'aujourd'hui je n'ai su ce que veut dire aimer et être aimée. Fallait-il, mon Dieu! en arriver là pour y accéder?

J'avais aussi une autre mission à remplir. Après ces mois de ressentiment, je ne pouvais esquiver le sentiment de culpabilité. Michel venait de se révéler à moi, telle une apparition, comme un être sans défense, exposé à de multiples dangers dont l'angoisse de ne plus être aimé. La culpabilité qui m'envahissait, qui m'avait toujours envahie, commandait que je m'occupe d'elle. J'avais davantage besoin de consolation que de pardon. Pardon, si l'on convient qu'il y a dans ce mot un don à soi-même. J'étais blessée autant que mon mari de mon défaut d'amour. Une cicatrice béante, un cœur déchiré. J'avais besoin de réparation. Et pour commencer, d'indulgence. Indulgence envers moi-même, reconnaissance de l'épreuve insurmontable, en ses débuts, que constitue le choc de cette maladie. M'autoriser à me plaindre, à dire que j'avais besoin de courage, que j'étais courageuse, que je n'avais, moi non plus, rien pu faire de mieux, que j'avais déjà fait de mon mieux. Savoir qu'aux attentats de la vie, on répond comme on peut. Finalement, laisser couler les larmes plus chaudes de la réconciliation avec moi-même. Me prendre telle quelle, sans exiger de moi l'impossible vertu des missionnaires, quand on est seulement de l'ordinaire.

Après ces mois de torture, je retrouvais un homme fou d'inquiétude. Aux prises avec des délires de persécution quand l'insécurité se faisait trop vive. Tenté par l'agressivité quand il sentait qu'il allait me perdre, qu'il se perdait. C'est Marie-baluchonneuse[4]

---

4. Marie Gendron est la fondatrice de Baluchon Alzheimer, organisme sans but lucratif qui offre du répit aux familles dont un proche est atteint de la maladie d'Alzheimer. Elle est non seulement une personne-ressource aux compétences professionnelles incomparables, mais aussi un soutien inestimable. Nous étions amies, nous sommes devenues sœurs.

qui m'a dit un jour: «En trente ans de pratique, jamais personne ne m'a agressée. C'est l'angoisse qui les rend hors d'eux-mêmes.» Il ne m'en fallait pas plus pour comprendre ce que j'avais à faire. Rassurer Michel, en toutes occasions, l'entourer, le calmer. Et me voilà redevenir bonne. Bonne d'une bonté toute simple. Me voilà m'étonner de ma patience. Une patience qui surgit du renoncement. Renoncer à la vitesse, à l'efficacité à tout prix, à l'image de la réussite. Me voilà réentendre le respir amoureux de mon cœur qui bat pour cet homme, qui contient en lui-même la part la plus vivante de mon histoire.

J'ai mentionné auparavant l'effroi que m'inspirait le corps de mon mari. Un corps qui n'est plus le même pour moi, maintenant. Le corps de Michel est celui d'un homme qui accède au dénuement. Ses rides disparaissent, sa peau de plus en plus diaphane est d'une douceur que je ne lui ai jamais connue. Son toucher est d'une tendresse inespérée. Ses raideurs sont émouvantes, sa posture recroquevillée témoigne d'un retour à l'origine. Lorsqu'il tend ses deux mains vers mon visage, il m'enveloppe de velours. Michel est grave. Son existence a pris le dernier virage. Et à ce titre, le silence est de rigueur. Respect de ce qu'il est occupé à vivre. Seul au milieu de nous. Fort dans son extrême faiblesse, souverain dans son indigence, digne dans ce corps sans panache.

Il y eut donc une nuit, et il y eut un matin. Il y avait eu plus de trente ans d'un amour convenu; maintenant naissait en moi un amour nu. Quand survient la maladie, celle de la dégénérescence neurologique en particulier, celui qui accompagne est entraîné dans un sillage de dépouillement. Sillon vers la vérité, vers une présence simple, un rapport à l'autre dorénavant fondé sur l'indicible, l'invisible, l'intangible.

Toi qui n'as jamais pratiqué de ta vie adulte, tu aimes aller

à la messe. «Il y a de belles chansons.» Quand l'ami Gérard vient te

chercher, je goûte à la sérénité des dimanches matin.

Préparer un repas, sentir le parfum du rôti, des pommes de terre,

des haricots… Entendre le silence de la maison, à l'occasion

l'enjoliver de violon, du chant des oiseaux à la fenêtre ouverte.

Une belle paix, d'autant plus belle qu'elle est rare, qu'elle resurgit depuis

quelque temps. Un petit sourire. Comment expliquer

cette accalmie sinon par la gratitude de toucher, ne serait-ce

que du bout des doigts, au sursis qui nous est peut-être accordé?

Non pas que tu ailles tellement mieux, mon amour.

Je te vois au contraire sombrer dans la confusion ces temps-ci.

Incontinence galopante, équilibre moteur compromis

et ces longues, longues siestes qui te sont maintenant nécessaires

pour te rendre au bout du jour (cinq heures d'affilée,

hier après-midi). Au cœur de cette désolation apparente,

je reprends vie. Seule, toujours, mais moins esseulée qu'hier.

Je profite de l'humeur qui m'est donnée. N'en finis plus

de m'en étonner. Un temps de grâce. C'est peut-être ça, le miracle.

Prier… quelle prière ?

Un processus de dégénérescence ne se contrarie pas.
Au mieux peut-on en retarder la progression, et encore.
Certains s'en remettent à Dieu devant l'inéluctable.
C'est dans une redéfinition de ce que l'on entend d'ordinaire par
«spiritualité» que j'ai trouvé le sens de ma prière.

Une amie rencontrée hier m'a dit: «Quand tu n'en peux plus, remets tout entre les mains du Seigneur et ferme les yeux pour t'endormir. Tu verras, ça marche.» J'aimerais bien fermer les yeux et m'endormir. Me réveiller une fois le cauchemar passé. Mais dans cette difficile réalité de la maladie d'Alzheimer, je n'ai pas le secours de Dieu. Mes longues années de travail à construire ma foi en dehors des sanctuaires, seulement fidèle à moi-même, m'ont amenée à créer une prière qui ne ressemble plus guère à celles de mon enfance. Ma petite existence reconnue comme telle est finalement la seule voie vers ce qu'il peut y avoir de transcendant en moi. Cela peut friser la prétention, je ne l'exclus pas. Mais je ne saurais pas me renier en prétendant le contraire. À mon amie que j'affectionne, je n'ai pas cherché à me justifier. Peut-être suis-je occupée à le faire ici. Possible! Mais le fait est que le recours à une force divine n'a plus de sens pour moi, maintenant.

Si je ne sens plus le besoin de réclamer le secours de Dieu, c'est peut-être en vertu de cette prière sans nom qui est la mienne. Prier n'est pas la chasse gardée des religions. On prie parce qu'on a besoin. On prie comme on appelle. On prie comme on supplie. Dans cet épisode de vie que nous traversons, Michel et moi, il est vrai que mon besoin est immense, qu'il m'arrive d'appeler, que plus rarement je supplie.

Dans la foulée de la culture de mon enfance, j'ai attaché au concept de spiritualité une idée d'élévation de l'âme vers l'Absolu. Un surplomb, une sublimation, un dépassement de soi, un regard tourné vers l'Autre, l'Alter, le très puissant, le plus grand. Mon expérience ne se situe plus là, bien au contraire. Je comprends mes compagnons d'infortune devenus comme moi «proches-aidants» qui trouvent en leur foi en Dieu un réconfort. Je ne sais si je les envie. Faute de représentation, sans doute. Et pour cause de sensation corporelle. Cela peut sembler incongru de m'en référer au corps. Je ne saurais néanmoins m'en abstraire, tant ce que je vis s'incarne dans une dynamique corporelle palpable. Ce que je ressens, d'un jour à l'autre, n'a rien d'une élévation. C'est d'une descente qu'il s'agit, non vers le bas, mais vers le dedans. Cette sensation est organique. Lorsque le mouvement se produit, je pénètre en moi un cran plus profond chaque fois. On dirait une invitation à me laisser choir, à m'effondrer. Et là-bas, au fond, parfois, une infime lueur. Mais une veilleuse tout de même.

C'est dans cet antre que j'arrive à retrouver mon âme égarée, comme une mère soupire de soulagement en récupérant ce petit, qui, le temps d'un dos tourné, lui avait échappé. Dans cette descente vers soi, je baisse les bras, rends les armes, ne peux que contempler mes mains inertes et nues, nues, nues. Cette expérience que nous vivons, mon mari et moi, me laisse en effet pantelante, sans voix, souvent inanimée. Ma spiritualité, s'il en est, se loge dans l'abandon de mes ambitions, dépossession que je n'ai jamais connue de la sorte. C'est l'unique chemin qui s'offre à moi. Je n'en vois pas d'autre.

Depuis que je suis engagée dans ce dramatique périple avec Michel, je me dépouille. Et je donne. Et je perds. Depuis quelque temps, je m'engage dans des causes légitimes, défendables, importantes à mes yeux. Je les perds toutes. Plus je perds, plus j'ai à offrir. Je donne du temps, des soins, une caresse, une berceuse pour endormir mon compagnon, celle de Brahms qu'il chante avec un cœur qui me fait fondre. Certains soirs, nous alternons. *À la claire fontaine* prend le relais pour la dernière phrase, que mon grand malade entonne en agrippant de ses yeux mon visage ému : « Il y a longtemps que je t'aime, jamais je ne t'oublierai. » Paroles sublimes en les circonstances. Il ferme les yeux et je le borde. Je n'ai pas quitté la chambre que je l'entends déjà dormir. Son souffle lent, régulier, sa tête sur l'oreiller, la pénombre de sa chambre, la veilleuse et le parfum d'eucalyptus dans ce lieu sacré...

Donner, recevoir ! C'est dans un pas de danse à deux temps que se développe le ferment de ma vie d'aujourd'hui. Depuis que j'ai franchi le cap de l'acceptation, depuis que la vague du tendre a neutralisé mes acidités, je suis plus vivante. Chaque jour, je m'en étonne. Une sève tellement plus jeune qu'il y a cinq ans circule dans mes veines. Ce qui n'empêche en rien la douleur de cohabiter avec elle. Je suis vivante dans la totalité de mon existence, avec la part de vie et la part de mort en moi, la part de bon et la part de cruel, celle du tendre et celle du grave. Inéluctable coexistence du désir qui fait jaillir la flamme, et du désespoir qui la menace.

Une nuit, à 4 h 45. En pleine détresse, tu viens t'encadrer dans la porte de ma chambre. «Je suis en train de mourir.» Tu parais si fragile. «Mais qu'est-ce qui t'arrive, mon chéri?» Je m'entends te parler comme à un tout-petit. Tu te laisses prendre par la main pour regagner ton lit. Nous allons dormir ensemble. Je te prends dans mes bras, colle ton dos sur mon ventre comme on console un enfant qui fait ses premiers cauchemars. Mais cet enfant-là n'a pas cinq ans. Et ce n'est pas des fantômes qu'il se cache. C'est de vie et de mort qu'il s'agit. Sitôt couché, tu me dis que tu es en paix. Que tout se passe doucement. Que c'est ainsi que doivent se passer les choses. C'est un conte que tu veux partager avec moi. «Un conte (compte?) à l'envers. Je ne suis plus capable de faire des films pour raconter. Toi, tu peux écrire. Raconter aux autres. À l'envers.» «Raconter quoi, au juste?» «Je ne sais pas, mais je voudrais tout te raconter, pour que toi, au moins, tu saches. C'est tout ce que je peux te laisser.» «Tu sens peut-être un passage qui vient...» «Oui. C'est exactement ça.» Tu frottes ton ventre : «C'est tout calme maintenant. J'ai eu peur. J'ai peur de mourir, mais en ce moment, c'est le calme.» «Pour moi aussi, c'est le calme. Je me fais des forces, tu sais.» «Je le sens bien. Tu n'as jamais été aussi forte.» Je prends ton bras, dépose l'autre main sur ton ventre et, miracle! nous réussissons à dormir ensemble avant la lumière d'un petit matin apparemment comme les autres. Et tu n'es pas mort cette nuit-là. Nous venons seulement d'entrer toi et moi dans une autre dimension du monde.

« J'ai commencé mon éternité »

Lorsqu'on accepte que la vie ne sera plus jamais la même,
un certain calme peut advenir.
Avec lui, quelques confidences qu'il faut saisir au vol.
Elles sont rares, précieuses.
On peut ne pas y croire, les reléguer au chapitre du délire.
Moi, j'y ai cru.

Je dis toujours que nous vivons dans une autre dimension du monde. Dimension que je ne sais pas définir. Tu me donnes de-ci de-là des indices.

C'était un dimanche soir. Nous émergions des deux années de crise qui avaient marqué notre entrée dans l'univers d'Alzheimer. Une réelle accalmie s'installait entre nous. J'étais de retour de vacances et nous connaissions, toi et moi, une douceur de vivre que nous nous étions résignés à considérer comme chose du passé. Ce dimanche donc, tu me dis : « Je pense que j'ai commencé mon éternité. » Je suis saisie. Viens-tu là d'exprimer une réalité ou prends-tu un mot pour un autre ? Moi, je vis dans un temps fini, alors que tu sembles appartenir à tous les temps. Comme si déjà tu faisais partie de l'histoire. Aurais-tu, toi, déjà pris ton envol vers l'infini ? Ce qui donnerait à ton drame un tout autre sens. On te dit condamné et que la fin est prochaine. On pointe du doigt la dégénérescence. Direction néant. Tu me dis que tu es dans le commencement. Superposition de deux existences, la finie et l'infinie. «Fondu enchaîné», dans le monde du cinéma. Une réalité s'estompe et se superpose à cette autre qui va poindre. Comme si tu avais franchi le préambule, l'antichambre de cette existence où seule l'essence de l'Être survit à la matière. Moi, je suis à tes côtés les mains dans la terre à te langer, à te soigner, à m'occuper précisément de la matière de l'être.

Éternité : qui n'a ni commencement ni fin.

Cette éternité dont tu parles, elle serait là, de l'autre côté du miroir. Dans le monde des profondeurs, comme tu te plais à le dire lorsque tu peins. De toute notre vie «vivante», on se cherche dans ce miroir qui reflète une image. Une image, quelqu'un d'autre que soi. Une représentation. On dit que les nouveau-nés qui ne survivent pas à leur délivrance restent dans les limbes, univers des anges qui n'ont pas de sexe. Ils resteraient là dans cet entre-deux, entre vie et mort, entre absence et présence.

Croître, c'est passer devant le grand tain et se construire un personnage. Lorsqu'on est bien satisfait de la production de soi, on se retourne, on se regarde. On a vingt, trente, quarante ans. Commence alors la longue marche vers soi. L'insondable retour. On se scrute dans le miroir. À vivre vrai, de plus en plus vrai, on fait un pas. Ne s'approche-t-on pas du reflet de soi ? L'œuvre de vivre s'achèverait lorsque l'image et l'homme ont tout fait pour ne plus faire qu'un. Certains ne s'y rendent jamais ; d'autres, comme toi, poursuivent leur route au-delà de la rencontre. Ils passent au-delà du miroir et continuent sans se préoccuper de nous, qui cherchons à les suivre, à les expliquer, à les deviner. On dirait que tu te donnes la main dans cet espace de transition, où le fini et l'infini se chevauchent. Tu l'as attendu, cet homme. Une vie, tu as attendu que les artifices tombent et que pureté, innocence et intégrité aient finalement raison de ton portrait.

Et si c'était cela, le commencement de l'éternité, cette ultime rencontre entre celui-là qui a cherché à être et cet autre qui est, qui a toujours été, derrière l'écran du convenu ? « Si j'étais moi-même, disait Charles Juliet, je serais un autre[5]. »

Le tout-petit n'a pas conscience de la mort, ni de la vie, ni du temps qui passe, ni d'hier, de plus tard, d'ici, d'ailleurs. Tiens, ce souvenir, lorsque j'avais à peine cinq ans ! C'était l'été ; nous avions l'habitude de passer une semaine au chalet d'une tante, petit campement situé à deux heures de route de Montréal. Interminable périple pour une fillette coincée entre deux adultes corpulents sur le siège arrière d'une voiture au confort discutable. Je harcelais les adultes avec mes « Est-ce qu'on arrive ? ». Et mon parrain de me répondre : « On approche toujours, mais on n'arrive pas encore. » Ce qui donnait à réfléchir... C'est ce jour-là que j'ai compris la distinction entre « approcher » et « arriver ».

L'éternité, pour toi, n'est-ce pas cet espace d'indifférenciation où le présent se confond avec le passé ? Où le chemin seul importe, le terme du voyage étant hors de toute conscience ? Où le futur ne connaît rien de sa part des choses ? Partir, marcher, avancer sans savoir où mène le chemin, mais seulement sentir qu'à l'aveugle on perçoit le parcours et te laisser, mon amour, m'apprendre l'abandon de l'Être, te laisser m'apprendre que mon miroir est un appel à une plus grande vérité, une invitation à marcher, marcher, marcher, que le seul être vrai se trouve là de l'autre côté du grand tain. Et laisser mes mots te rendre hommage, surgir sans message comme une source jaillit sans intention. Que de ta nuit émane ma lumière, lueur du grand abandon de vivre sans futur, dorénavant.

---

5. Ce n'est pas exactement ce qu'il a dit. Cette inspiration me vient de son livre *Affûts*, Paris, P.O.L., 1979 : « [...] la première chose qui me viendrait à l'esprit – si j'étais moi – ce serait d'être un autre [...]. »

Ton existence est un mystère pour moi. J'échafaude mille scénarios

de ce qui se passe dans ta tête. Quand j'ose te demander

à quoi tu penses, invariablement tu réponds deux choses : «À toi…»

(toujours charmeur, Moreau !), ou alors : «À rien !»

Ce «rien» me semble complet, rempli, un «rien» composé de néant.

Ce qui me laisse entendre que le néant n'est pas rien.

Que l'on peut être actif et contemplatif, songeur et méditatif dans le néant.

Que peut-être est-ce là ton seul espace

de vérité absolue, de repos ou de ressourcement.

Comme lorsqu'on est dans la lune. On met la machine à «pause»,

on récupère jusqu'à ce que l'attention soit de nouveau disponible

au monde extérieur. J'en suis réduite à ne jamais savoir ce que tu vis.

Chercher des mots
pour me consoler

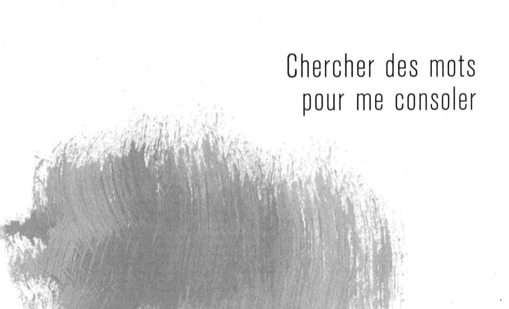

J'ai tenté de masquer ma douleur en l'enveloppant de belles formules.
Certains se taisent et entourent de discrétion leur drame;
je les comprends. D'autres, comme moi,
trouvent dans l'urgence de dire quelque apaisement.

J'essaie de parler de toi en empruntant les mots des poètes. Je ne suis pas dupe de mes cabrioles. Je n'ai pas le souffle des grands ni leur génie. J'ai seulement besoin de leur parole pour nourrir mon silence dans cet univers dont le sens m'échappe. J'ai besoin de ce lyrisme pour me consoler. J'ai besoin d'un manteau de beau sur la tragédie qui enchâsse la fin de tes jours. Mon tendre, mon grand, mon merveilleux Michel !

Je cherche des mots qui rendent tolérable l'insensé. Je m'agite dans les contours de ma langue pour avaler, sans doute, ce qui ne passerait pas autrement. Et s'il m'arrive même d'évoquer le bonheur lorsque je parle de toi, je ne saurais nier que, sous la face du tendre, il y a l'horreur d'un cauchemar que je confesse bien plus que je ne l'intègre.

Ma nature ne m'a jamais prédisposée à me plaindre ni à attirer la pitié. J'aurais fait des singeries pour garder la tête haute quand on me clouait le cœur. Aujourd'hui encore, je dis oui à ton état alors que je déglutis ma souffrance. Je dis que ça se vit, que c'est comme ça, que ça nous est donné. Je suis raisonnable et résignée. Mais je ne montre jamais la révolte que creuse ma solitude. Je ne crie jamais le NON qui tire ma bouche vers le bas comme une trappe de douleur. Quelle honte muselle mon envie lorsque je regarde les vieux couples qui s'appuient l'un sur l'autre? Pourquoi pas nous? Qui donc a décidé de nous amputer de ces années-là? Celui-là peut bien rester sous son clocher, s'il se trouve qu'il y soit pour quelque chose dans l'ordre du monde. Au nom de quelle vertu m'a-t-on appris que la grimace est indigne, que les yeux fous n'ont pas leur raison d'être, que la fureur est laide et malséante? Qui m'a encore transmis que ma face défigurée par la douleur se devait de se cacher? Mais je reste droite, brave, digne, dit-on. Ma misère tronquée dans ce déguisement d'épouse héroïque n'est-elle pas pathétique?

N'appelle-t-on pas dignité toutes ces manœuvres qui consistent à ménager les autres? Elle ne fera pas de scène aux funérailles de son mari, soyez tranquille. Elle ne s'abaissera pas à hurler quand on va les séparer pour de bon, elle avalera son sanglot et se tiendra droite lorsqu'on les portera en terre. Parce que c'est d'elle aussi dont il s'agit dans ce désastre.

Vous tous qui me voyez me débattre, sachez que le plus vrai de moi est fait de douleur et de douceur. Que la douceur est plus facile à entendre, que ne l'est la douleur. Mais qu'il serait vain et menteur de le cacher au nom d'une factice dignité ou pour se raconter que souffrir n'est pas mourir. Car souffrir est mourir un peu. Encore doit-on admettre que seuls les vivants souffrent, rendent les armes et capitulent devant l'inconcevable.

Cet après-midi, je t'ai trouvé devant la télé à pester

contre les chaînes que tu ne trouvais plus. Tu piochais sur la télécommande

en gueulant contre cette machine qui ne «voulait» plus donner

le service attendu. Je suis venue à ton secours

pour me rendre compte que tu t'en prenais au téléphone sans fil

en guise de télécommande. C'est la première fois que nous

nous amusons ensemble de tes bizarreries.

La tendresse
de la fleur bleue, enfin !

Autant l'avouer, j'ai toujours rêvé de romantisme.
Suis toujours restée sur ma faim sans réclamer.
Lorsque les inhibitions disparaissent et avec elles, bien entendu,
les pudeurs, de petits miracles peuvent se produire.

Au petit déjeuner, tu m'annonces tout à coup : « Oh ! j'ai oublié de te dire… » Silence. Escale dans le néant. J'attends. De toute évidence, panne de courant. Tu cherches, tu me regardes fixement, la bouche entrouverte comme si tu allais continuer. « J'ai oublié de te dire… qu'untel avait téléphoné… » ou bien « que j'ai mis la lettre à la poste… » ou bien « que notre fille est venue… ». Entre deux bouchées et une gorgée de café, j'attends la suite qui ne vient pas. Pour un peu, nous aurions ce matin une communication normale, comme il s'en trouve entre mari et femme, dans la quotidienneté de la vie conjugale. Les trois points de suspension s'éternisent. Puis, une petite viva-cité passe dans ton regard. Ça y est, tu as retrouvé ! « Oh, j'ai oublié de te dire… tu es ma fleur bleue. » C'était aux jours des premiers symptômes, j'oscillais encore entre évidences et incrédulités.

« Tu es ma fleur bleue… » C'est bien plus beau que le mes-sage à transmettre. « Tu es ma fleur bleue… » J'ai fondu.

Projetée dans la vie à deux dans les années soixante-dix, j'ai voulu faire moderne. Celle qui arriverait à s'attacher dans une relativité qui laisserait à l'un et à l'autre toute liberté. J'ai tout commis pour stériliser la fibre romantique qui s'agitait derrière mes renoncements. Je faisais celle qui en avait vu d'autres, celle qui s'assumait, celle qui pouvait bien se passer des atmosphères sucrées. Mais les fleurs sur la table de nuit, c'était moi. Les dentelles et les «je t'aime», c'était moi. Le champagne et les bougies, c'était moi. Après avoir mis le feu dans l'abat-jour en macramé qui coiffait la table de la cuisine, je n'ai pas pu sacrifier les bougeoirs.

Même incendiaire, je ne me suis pas guérie. Je ne résiste pas. À la moindre occasion, je sors les chandeliers et j'en mets partout. Au risque d'être évaluée, d'être démodée, d'être ridiculisée. Mais de fuite en silence poli de la part de ceux à qui de tels épanchements étaient adressés, j'ai fini par apprendre, par me taire, par contenir mes excès. J'ai fini par trouver que la Saint-Valentin, c'était ridicule. À la demande de Michel, j'ai sacrifié la fête des Pères. Il n'y a que pour l'arbre de Noël que je n'ai pas démordu. Il l'aurait voulu tout nu, pour faire nature. Là-dessus, il n'a jamais gagné. On marcherait sur mon cadavre, Noël après Noël, j'imposerais boules et ampoules.

Un jour, lors d'une séance de thérapie, Lowen[6] m'a dit: «Es-tu romantique, toi?» C'était l'occasion ou jamais de me déclarer, de révéler mon atavisme. «Oui, je suis romantique, mais je n'ose pas trop le faire voir.» «Moi aussi, je suis tellllement romantique!» Il disait cela en hochant la tête, le regard égaré dans quelque rêverie. Il se mordait l'index.

Du coup, j'ai débarqué chez nous affranchie. Si Alexander Lowen l'était, j'y avais droit aussi. J'allais enfin sortir du placard. Nous avons réhabilité la Saint-Valentin, la fête des Mères, celle des Pères aussi, les bougies, le champagne et le reste. Mon pauvre homme a subi la déferlante, abasourdi.

---

6. Alexander Lowen est le fondateur de l'analyse bioénergétique, approche corporelle de la psychothérapie que je pratique. Il fut mon thérapeute pendant quelques années.

N'était-ce pas l'attestation de ma condition de femme dans le couple, éternelle gardienne de la relation, responsable dans ses gènes de l'ambiance dans la maison ? Celle qui questionne, qui débusque les résistances, qui réclame plus de présence. Celle qui a besoin du regard tendre, du silence amoureux entre deux absences. Celle qui dit : « Stop ! Que devenons-nous dans la pile de dossiers qui encombrent ton bureau, dans les idées de génie qui te propulsent à faire un film de toute urgence ? » Quand tu travaillais, c'était « Silence, il tourne ! ». Je disparaissais et faisais taire les enfants. L'apanage de la souffrance discrète, c'était moi. L'action, le travail, la passion de créer, c'était le sens de ta vie. En apparence, du moins. Je reconnais que les risques, les gros achats, l'hypothèque, tu t'y connaissais. Heureusement, parce que moi, en ce temps-là…

Que de travail sur nous il nous a fallu pour goûter la richesse d'être seulement ensemble ! J'ai réclamé, crié, reproché, menacé. Toi, tu mettais les choses en perspective, tu tempérais, tu faisais quelques compromis… et tu te culpabilisais. J'étais trop gourmande, tu avais trop peur. Alors j'ai changé de ton, toi, tu t'es apprivoisé. Le jour où, dans une séquence poignante de ton dernier film[7], tu m'as révélé sans équivoque ton attachement, ton immense amour pour moi, je n'ai su que faire d'autant d'intensité. Je me suis trouvée gauche. Paralysée, bancale, l'amoureuse patentée ! Moi qui avais attendu toute ma vie pareille déclaration d'amour, j'ai connu ma part d'hébétude. La mâchoire pendante, l'œil hagard, n'en suis pas revenue. À ma grande stupeur, j'ai constaté que c'était bien plus facile de revendiquer que d'assumer le contrat d'attachement. C'était à mon tour d'avoir peur… et de comprendre. Et de te découvrir romantique, peut-être bien plus que moi. Je ne mesurais pas encore, au moment où tu t'es laissé fondre enfin,

---

7. Michel Moreau, *Le Pays rêvé*, Office national du film du Canada, 1996.

enfin, les exigences du pacte d'amour dont j'avais toujours rêvé. J'ai eu, depuis, l'occasion de le signer et de t'aimer; t'aimer à la dure, t'aimer à la douce, t'aimer malgré tout. Tu me l'as bien rendu, avec ce qu'il te reste pour le dire.

Quand tu as commencé à perdre sérieusement tes fonctions, tu as acheté un ordinateur très sophistiqué. Ce qu'il y avait de mieux sur le marché à l'époque, un G3 au disque dur très, très dur. Curieusement, tu disais – et c'était vrai – que tu pouvais ajouter à l'engin une mémoire phénoménale. Très tôt dans tes tentatives pour apprendre à t'en servir, tu as rendu les armes. Tu ne pouvais plus t'adapter. J'en pleurais, consternée pour toi. C'était aussi la mesure de ta dégénérescence. Toi, tu prenais la chose avec philosophie. Tu répétais à la ronde en me passant la main dans les cheveux: «J'avais un disque dur, maintenant, j'ai mon disque tendre. »

Marie[8] me dit au téléphone que tu es beaucoup plus malade

qu'elle ne le croyait. «Moi, je ne le laisserais pas cinq minutes seul à la

maison.» L'étau se resserre sur moi. En sommes-nous vraiment

à assurer une présence vingt-quatre heures sur vingt-quatre?

Affolée, je prends conscience de l'ampleur du contrat.

8. Il s'agit de Marie Gendron. Voir la note 4.

Fatiguée !

Quand elle s'impose, la fatigue trahit la révolte qui gronde.
Et si c'était le regain du désespoir que de se laisser choir?

Avec le temps, la fatigue... Je tiens sans défaillir depuis des mois et des mois. Que dire de la fatigue? Je dois en convenir, je suis fatiguée. C'est difficile à avouer. Lorsqu'on a le port altier, se faire prendre en flagrant délit de fatigue est humiliant, voire déshonorant. C'est inadmissible. On n'est pas loin du péché.

Et pourtant... Allez bûcher vos trois cordes de bois, courez le marathon et rentrez sur les rotules, on vous applaudira, on vous soignera. Personne n'aurait l'idée de vous blâmer. Vous avez une bonne raison, vous êtes un champion. Vous êtes content, fier de vous. On le dit, c'est une bonne fatigue.

Mais l'autre, celle qui n'est pas bonne. La mauvaise fatigue. La fatigue dont vous êtes responsable, sinon coupable. Celle qui s'installe à demeure sans que les marathons y soient pour quelque chose. Encore que... Celle qui use, qui rétrécit son homme, celle qui ne s'avoue pas. Celle qui vous trahit. Qui trime dur à réconcilier en vous les polarités qui vous échancrent l'identité. La fatigue qui cherche le sens, qui s'accroche à un lambeau d'espérance, celle qui crie dans la nuit que ça ira mieux demain... Je suis fatiguée. Je n'en peux plus! Fatiguée d'avoir trop navigué. Si lasse d'un voyage qui a perdu son cap, qui ne sait plus où la vague emmène son esquif, petit rafiot perdu par temps de chien.

J'en ai assez de chercher le sens de mon histoire. Je suis écœurée de transformer ma solitude en merveille, révoltée de me contenter de ce qui m'est donné alors que mes voisins, eux, tournent le dos au gel pour se réfugier ensemble à la Martinique. Dépitée, alors que ceux que j'ai vus hier célébraient leur cinquantième anniversaire de mariage, entourés de leurs enfants et de leurs petits-enfants. Me réjouir, sourire, être heureuse pour eux, sans comparer, sans réclamer, sans envier. Mais me consoler dans le pire. Je n'ose plus avouer que seuls ceux qui connaissent pire me réconfortent et que j'en suis friande. J'en ai marre d'être celle que l'on admire. La martyre aux airs de Mère Courage qui troquerait bien sa sainteté pour un week-end à deux, pour une maternité partagée, pour un marché où l'autre pousse le chariot. Mais allez donc dire que la vie est vache alors qu'on vous a gravé dans les synapses que c'est par la douleur que s'ouvre la porte du ciel ! Allez donc vous plaindre quand l'autre meurt de faim et explose à la face du monde en emportant dans sa détonation des enfants qui passaient par là. Et allez donc révéler le gâchis de vos espérances quand l'horreur se charge de faire mentir vos plus belles intentions.

J'ai parlé de ma souffrance, de mon intarissable besoin de consolation. À la limite, ces choses-là se disent. Mais les autres, ah ! les autres ! Celles qui vous arracheraient ce hurlement qu'il est inconvenant de produire, celles qui vous feraient cracher sur les icônes et vomir le fiel que la condition humaine peut engendrer. Ces choses-là qui régurgitent la rancœur, le sentiment rance, la rançon de l'admirable. Ah ! percer le bubon, et se délivrer de la grogne de vivre !

C'est ainsi que, certains jours, je parle, je me parle, je m'entretiens de moi. C'est ainsi qu'entre mes dents je siffle mon aigreur, c'est ainsi que je me tais.

Le dire, c'est lâcher les chiens. Le dire, c'est finir par céder. Le dire, c'est vivre aussi. Vivre vaincu, cesser de se convaincre et de se vaincre. Signer l'armistice avec soi, se laisser choir et avouer, finalement, simplement: «Je suis si fatiguée!» Rester assise quand tout le monde se lève, ranger l'étendard quand l'autre attend la victoire. Se refuser à offrir au monde la face qu'il attend. Se contenter du spasme de croupir quand on voudrait se voir triompher. Laisser la colère tracer ses rigoles pour que s'écoulent par là les eaux du dégel. Gésir comme gémir, mais me reposer… enfin!

Sous mes allures de bon petit soldat, je suis fatiguée et je vieillis. Je me sens usée et souvent déprimée. Fatiguée de naviguer entre les pâles éclaircies qui paraissent se raréfier ces derniers temps. Déclarer mon usure sans présenter mes excuses, choquer s'il le faut, mais seulement partager mes étranglements, au risque d'éloigner, d'éclabousser, de chasser, juste parce que c'est la vérité et qu'il est illusoire de s'en raconter.

Me blâmera qui voudra. Je sais que je serai la plus sévère à me juger. Hier

soir, j'ai pris un cachet pour dormir, j'ai fermé la porte

de ta chambre et la mienne pour ne pas t'entendre.

Advienne que pourra. Je ne peux plus me reposer en faisant le guet. J'ai

cruellement besoin de passer une bonne nuit.

Le devoir d'aide : dignité ou humiliation?

On ne le choisit pas. La condition des personnes atteintes d'une maladie grave et celle de leur entourage reposent sur l'aide qui leur est offerte. C'est du rapport que l'on nourrit avec le besoin, le soutien et la dette que dépend la survie de l'un et de l'autre.

Un jour d'automne, je suis arrivée pliée en deux. Un spasme au niveau des lombaires venait d'avoir raison de la tour de garde. Le souffle coupé, les hanches brisées, je n'arrive plus à avancer. Claude, qui est de service auprès de Michel, m'offre un massage. Même dans cet état, j'ai refusé. «Ça va aller, ça va aller...» Eh bien non, ça n'allait pas du tout! Quand je le paie, le massage, j'en mange et j'en redemande. Mais quand c'est gratuit...

Mon coiffeur, que je connais depuis trente ans et qui m'aime bien, je crois, devant mon air ahuri, m'a gratifiée, l'autre matin, d'un massage de tête divin. Au début, délectation et reconnaissance. Puis, après trois minutes de grâce, captive à la renverse dans son évier... «Faut pas vous mettre en retard», que je lui dis. Sans doute a-t-il cru que j'en avais assez. C'en était fini de la félicité. J'en aurais pourtant bien pris encore de cette main ferme sur mes méninges épuisées.

Rue Bernard, je croise mon voisin. Je pousse le fauteuil de Michel et je souffle comme une machine à vapeur. «Tu veux que je pousse?» «Mais non, merci, j'ai tellement l'habitude.» Une fois à la maison, la rage au cœur et les pleurs à fleur de dents, je me disais : « L'habitude, l'habitude… Pourquoi j'ai pas dit oui ? Pourquoi j'ai pas dit oui ? » Il aurait été si content, mon voisin, qui ne sait plus comment s'adresser à Michel.

Que me vaut donc cette capacité à donner si celle de recevoir m'est ravie ? Quelle est cette menace qui a programmé mon cœur à dire « non, merci » plutôt que « oui, encore » ? Qui donc a dit que prendre est sacrilège quand on ne vole personne ?

J'enrage de me sentir comptable des profits et des pertes, comme s'il fallait, en matière d'humanité, faire ce décompte mesquin, planer sur le mensonge de l'autosuffisance. Quelle tristesse dans ce calcul !

Car dans la situation que vit l'« aidant » dit naturel, sans aide, il n'y a pas de vie, il n'y a même pas de survie. Je ne suis pas la seule à résister à l'épaule des autres. Comme s'il y avait là humiliation, recul, aveu d'impuissance. Eh bien, oui ! il y a aveu d'impuissance. Et s'il est incongru de parler d'humiliation, il ne l'est pas d'invoquer l'humilité. Qui donc a décrété que la dépendance était un mal, pire, un péché ? Prendre soin de l'autre si malade, si petit finalement, réduit son vis-à-vis à s'en référer à quiconque peut contribuer à son salut. Plus souvent qu'autrement, cela signifie laisser reposer son corps fatigué sur le cœur des autres.

Faire face seule, je connais. Facile ! J'ai fait ça toute ma vie et je n'ai, ma foi, pas trop mal réussi. Cela devient aisément une gloire, une factice réussite là où d'autres ont cédé avant moi. Dérisoire victoire qui devrait, elle, m'humilier, si j'osais regarder en face les menaces de mort qui l'accompagnent. Et je dénonce avec véhémence ces coureurs automobiles qui risquent leur vie au volant d'un bolide qui ne va nulle part.

Lorsque ma travailleuse sociale, devant la gravité de l'état de Michel, m'a proposé trente heures de présence par semaine, j'en suis restée bouche bée. Je ne savais pas si c'était une bonne ou une mauvaise nouvelle. D'abord, je me suis demandé comment j'avais pu tenir jusqu'à ce point, être aussi aveugle devant la détérioration de mon plus proche compagnon. Cette offre, qui pouvait m'ouvrir des horizons, menaçait mon mode de vie. J'étais tentée de me redresser et de recourir encore et encore à mes propres forces. Ne dépendre de personne. Ne pas me réduire à quémander de l'aide. Trente heures par semaine ! Trente heures à partager mon intimité avec un étranger, une étrangère. Je remercie tout de même. Secrètement, je me dis que « je m'arrangerai bien, je trouverai des moyens pour me débrouiller seule ». Je finirai tout de même, après quelques jours de réflexion, par accepter que les uns et les autres viennent s'occuper de lui, « pour voir ».

Si certains auxiliaires m'offrent vraiment des ressources, plusieurs de ceux qui défilent chez nous m'encombrent et ajoutent à la fatigue de Michel, qui sent le devoir de les « recevoir ». Résultat, trois heures plus tard, mon pauvre homme se traîne dans son lit, à bout de forces. Après quatre semaines de ce régime, je suis, moi aussi, sur les rotules et je congédie tout le monde. La preuve est faite, il vaut mieux m'arranger toute seule.

Et se creuse en moi le gouffre de l'abandon. Je ne quitte plus la maison, même pour faire les courses de base, même pour aller à la banque. Je téléphone, et je pleure de plus en plus souvent au bout du fil. Je chuchote pour qu'il ne m'entende pas. Je me compose un visage quand je le regarde. Je lui souris par automatisme. Je grimace, c'est plus fort que moi. J'en viens à ne plus pouvoir poser le regard sur lui sans ce ridicule rictus qui se veut gentil. Qu'importe, faire face, faire face. Les frères et sœurs vont venir, il faut les accueillir, les loger, les nourrir. Et faire bonne figure. « Non, ce n'est pas triste ici », leur ai-je écrit. J'essaie de cuisiner ; c'est sans succès. Je n'ai plus d'énergie, suis trop fatiguée. Je cours les magasins pour habiller Michel; je veux qu'il ait l'air en santé, en bonne forme. Et je ne dors plus. Je planifie toute la nuit, efficacité oblige. Je chronomètre mes déplacements pour ne pas trop demander, ne pas être lourde pour les enfants, surtout ne pas être lourde. Ne pas les envahir avec ma tristesse, mes débordements, mes effondrements. Demander le moins possible pour que ceux que j'aime reviennent. Ne pas les effrayer avec le climat déprimant de cette maison, que je décore misérablement pour lui donner un air de fête.

J'ai peur de perdre mes amis. À force de leur offrir ce visage défait, cette histoire lourde que chacun redoute pour lui-même, ils ne vont plus revenir. Je le sens, je le sais, ils vont se retirer. Mais ils reviennent et je ne les crois pas. Je marche sur la corde raide, mais je tiens. Ils reviennent encore, je ne suis pas convaincue. Je vais les perdre. Je m'active toute la journée jusqu'au soir. Quand je ferme la porte de ma chambre, je fonds dans mon oreiller. Je me retiens seulement de crier, de hurler ma douleur, mon isolement, mon enfermement. Je suis malade, je me sens malade, je sombre, mais je tiens encore. Je ne sais rien demander tant la peur de les perdre tous me hante. Je ne sais rien demander parce que, pour demander, il faut en avoir la force. Il faut trouver en soi l'énergie de réorganiser sa vie.

Mourir de fatigue ou mourir de chagrin. S'ensevelir, s'anéantir. Je ne vois pas d'autre avenir.

Il a fallu que j'accepte, non sans appréhension, un premier répit. Six jours de baluchonnage[9]. Ma peur d'être jugée. D'être déclarée incompétente, inadéquate avec Michel. Ma honte d'avoir laissé la maison si délabrée, le frigo vide. Ma crainte de sentir Michel plus heureux avec Marie qu'avec moi. Et ce sentiment de

---

9. Voir note 4. Une baluchonneuse vient s'installer à la maison et prend tout en charge pour une ou deux semaines pendant que le proche aidant va se reposer. C'est un service inestimable, irremplaçable et incomparable.

défaite de confier mon homme, mon si intime, à d'autres mains, à d'autres bras, à d'autres soins. Comme si je l'abandonnais. Comme si je le livrais, sans défense, à mon absence, à ma désertion. Cette incompétence qui me hante. Mon insuffisance, ma toute-puissance déchiquetée. Je pars en morceaux.

Il m'aura fallu un deuxième baluchonnage pour goûter au repos. Dormir. Laisser l'air de la mer caresser ma chair épuisée. Mes lambeaux de femme offerts à la douceur du temps. Porter des colliers, choisir un parfum et un joli chapeau de paille. Confier mon amour à une autre, la laisser en prendre soin. Puis, l'entendre se réjouir le jour où je lui dis que je me repose enfin. Étonnée, au bout du fil, de reconnaître une évidence : la présence de Marie auprès de Michel, à ma place, est de me permettre enfin de me détendre. Comme si je ne le savais pas. Comme si je le découvrais. Il me reste quatre jours, trois jours de délices, deux jours de soleil, un jour de grâce. Je reviens… transfigurée.

À mon retour à la maison, il ne me reconnaît pas. C'est la première fois qu'il ne me reconnaît pas. Mais finalement, peu importe. C'est la joie des retrouvailles qui l'emporte. Et l'on se raconte, et l'on se dit, et l'on se décrit. C'est la vie qui vient de reprendre ses droits. Suivront dix jours d'amour fou, de bonheur et de résurrection.

Malgré ses tarifs ridicules, quand on y pense, je ne peux pas m'offrir Baluchon chaque fois que j'ai besoin de repos. Les enfants me relaient, prennent Michel en charge pour m'offrir un répit. Il m'a fallu apprendre à demander. Il me reste en partage à accepter d'être le poids qui repose, encore trop souvent à mon goût, sur leurs épaules. Ce n'est pas dans ma nature de me vivre comme un fardeau. Je suis cette charge qui ne peut se faire légère qu'à la condition d'accepter son état. Dire ma fatigue, appeler lorsque le souffle manque. Frapper à la porte quand la captivité me prend à la gorge. La seule issue pour moi, lorsqu'on accourt – et l'on accourt toujours –, c'est le devoir de bon temps, des bonnes choses de la vie. Je vois bien que la récompense de ceux qui me portent est de me savoir régénérée. De me voir revenir reposée, calme, suffisamment revitalisée pour continuer. C'est fou comme le devoir de bonheur est parfois plus difficile que celui de douleur.

Je me repose, seule, bercée par la tendresse de ceux qui, là-bas, prennent soin de lui, prennent soin de moi. Le temps d'une petite échappée, je peux m'endormir dans la confiance la plus totale en ceux qui veillent, nos enfants, nos amours.

Je constate assez rapidement que, comme moi, les enfants arriveront bientôt à bout de souffle. Que le seul recours aux plus proches est un piège. Une fosse dans laquelle les relations familiales peuvent devenir affaires comptables, culpabilisations et cercle vicieux. C'est maintenant ou jamais que doit s'élargir le réseau des ressources.

Il y avait inscrit dans mon carnet le nom d'une femme que je n'appelais pas depuis des semaines. Francine… Elle sera ma plus fidèle, la plus constante pendant cinq ans. Bien d'autres viendront se joindre à elle. Je voudrais les nommer tous, leur rendre grâce. J'ai tant de mal à écrire ce chapitre sans verser dans une gratitude que je m'oblige à garder silencieuse. Non que ceux à qui je voudrais rendre hommage ne le méritent pas, bien au contraire. Je voudrais pouvoir parler d'eux sans avoir à payer mes dettes. Il m'est si facile de donner, si difficile de recevoir, je l'ai déjà dit. La tentation est grande ici de m'acquitter de ce qu'ils m'offrent en chantant leurs louanges. Et par là même, défigurer le plus beau. On peut trouver en mes propos des justifications, avec raison sans doute, néanmoins ils reflètent les enjeux immédiats du rapport à l'aide: demande – dépendance – dette. Si les deux premiers termes de l'équation sont réels, le troisième ne l'est pas nécessairement. C'est un dur labeur que de s'en libérer.

Chaque jour donc, la porte s'ouvre tôt le matin, Francine ou les autres restent, puis repartent. Chacun a sa méthode, ses zones de compétences, ses goûts, sa façon d'être avec Michel. Je dois partager mon exclusivité avec eux. Ils sont meilleurs que moi en certains soins. Il m'arrive de les envier. Voilà que mon rapport au besoin est mis à l'épreuve. Moi, l'autonome, je ne me suffis plus. J'ai besoin d'eux. Indigente et dépendante, me voilà toutes palmes flétries. Dur, dur !

Ceux qui viennent sont témoins du quotidien, des retours du centre de jour dans la fatigue ; ils accusent parfois les coups de l'irritation. C'est si rare, mais ça arrive. Ils comprennent, ils excusent. Ils ont accès à l'intimité de notre vie familiale. Les téléphones, les blessures, les grandes joies, les angoisses, les tremblements et gémissements, ils savent. Je vis désormais à nu, offerte aux jugements des autres, à leurs regards, à mon corps défendant. Que de confiance il me faut pour miser sur leur sollicitude qui est, le dirai-je assez, sans borne ! Que d'humilité cette mise à nu requiert de ma fierté, moi qui ne savais pas demander ! Ils rangent les paquets, lavent notre intimité, changent les ampoules, font cuire le poulet. Ils ne reculent devant aucun soin. C'est à moi de leur permettre d'offrir le meilleur de ce qu'ils apportent avec eux.

Leur présence fait éclater au visage la façon dont notre société bien nantie traite ceux qui s'occupent des plus vulnérables, les enfants et les plus âgés. Ceux qui nous permettent encore de vivre ensemble sont les plus mal payés du système. Ils ne comptent pas leurs heures, ne réclament pas de congés fériés ni de maladie. Ils investissent dans des relations d'attachement qui les mènent, coup sur coup, vers des deuils. On les paye jusqu'à l'heure du décès. Ma révolte était jusqu'à ce jour théorique. Je n'avais jamais eu à vivre ainsi sur le tranchant de l'exploitation de ceux qui donnent le meilleur à une société. Travailleurs de l'ombre, ils sécrètent ce qui reste de grandeur à notre humanité menacée.

Et si des personnes compétentes et commises à titre individuel débarquent soudain dans notre vie, c'est tout un réseau que l'on découvre en entrant dans la société des personnes en perte d'autonomie. Du centre de jour qui prend mon compagnon en charge trois jours par semaine, je ne sais presque rien. C'est voulu, c'est ainsi, c'est la seule part de vie de mon mari sans moi. Je n'y ai pas ma place. Je ne sais qu'une chose, Michel adore «son école», comme il l'appelle. Il y est en sécurité. Je suis en sécurité. Alors que j'ai pleuré tout mon soûl la première fois que le transport adapté s'est arrêté devant notre porte, voilà qu'aujourd'hui je respire chaque fois que je confie mon plus fragile au chauffeur. Michel quitte la maison, traverse les saisons et les quartiers, circule dans la neige ou dans les couleurs de l'automne, il élargit son univers. Je sais qu'il va là où on l'aime, là où on a l'expertise, là où on le comprend sans jamais le juger. Pas une seule fois en cinq ans il a résisté à partir «au travail». Même s'il revient crevé, il est vivant, tellement vivant lorsqu'il a peint, discuté, mangé avec les autres, participé à la séance de chant et aux sorties combien exigeantes pour le personnel. Aurais-je, moi, le courage de la cabane à sucre, de la cueillette des pommes, des pique-niques sur la montagne? C'est là le plus bel envers de notre société compétitive.

C'est ainsi que, dans notre vie, l'effet-Michel fait des ronds dans l'eau. Dans l'étalement de ces ronds, il y a nos amis. Témoins de notre dérive initiale, ils n'ont pas attendu la demande: ils ont pris les devants, se sont imposés de façon salutaire. Et ils ont toujours su respecter la bonne distance. Mais il faut bien reconnaître qu'en pareilles circonstances il arrive que la prise en charge d'une partie du fardeau doive se faire *manu militari*, entendons *manu amoroso*. Le besoin, à une certaine époque, c'était de nous nourrir convenablement. Car dans le contexte de désarroi et de dépression qui entourait notre écroulement dans une autre vie, la première lacune a bien été celle des repas. Comment trouver le goût et le temps de cuisiner quand la survie est aussi précaire? Ils sont six, trois couples d'amis présents. Chaque mercredi, ils arrivent, paniers chargés de succulentes idées : ils viennent nous nourrir. On ne saurait mieux dire. Avant Michel, nous ne nous voyions qu'occasionnellement. Le départ à la retraite des uns et des autres menaçait considérablement la fréquence de nos rencontres. Michel nous a réunis. Il y a rotation chaque semaine à qui ferait l'entrée, le plat principal, le dessert. Moi, je mets le vin sur la table, je ne fais même pas la vaisselle. Le plus difficile est de me faire servir, de demeurer assise lorsqu'on s'affaire à remplir le lave-vaisselle. Un cercle d'amis ? Non. Une autre famille. Ils sont là. Fidèles, solidaires, graves comme moi, rieurs ou tristes, c'est selon. Ils cherchent, avec moi, à percer le mystère de Michel. Au-delà des enfants, c'est avec eux que je discute des questions difficiles à régler. Je suis souvent tentée de « faire sauter » un mercredi. Moins par besoin que pour leur épargner une contrainte. Ils ne m'entendent pas et viennent quand même. Non, je n'ai jamais su ce qu'était l'amitié. Leur préoccupation, leur fidélité, leur dévouement sont incommensurables. Jamais, jamais je ne pourrai leur rendre ce qu'ils me donnent.

Voilà où cette amitié me mène. Accepter ce qui ne peut être rendu. Comme un don à fonds perdu. Accepter qu'un don n'est pas une dette, que l'humilité et le merci s'accompagnent d'un impossible remboursement. Partager nos solitudes au-delà des comptabilités, au-delà de la dette et du reçu, dans la gratuité intégrale de ce que veut dire la générosité. L'avenir peut nous réserver écueils ou scellements. On ne peut savoir l'évolution du temps. Ce qui aura été demeurera. C'est inestimable.

Voilà ce qu'un neurone qui meurt peut faire autour de lui pour peu qu'on regarde la chose autrement. Cette chaîne de neurones qui meurent et s'atrophient chez Michel, c'est notre ferment de bonté, de renouvellement de nos valeurs, un germe d'humanité dans la folie du monde dans lequel nous vivons.

Un mercredi d'hiver, voilà qu'une urgence me retient

ailleurs que chez nous. Les amis doivent arriver d'une minute à l'autre ;

trop tard pour annuler. Ils vont te «garder» pendant mon absence.

À mon retour, ils sont à table, toi au lit, paisible.

Tu dors comme un bébé. On me raconte alors qu'autour de ton lit une chorale

de six s'est formée : «On lui a chantonné la berceuse de Brahms.

Tu aurais dû le voir, il était aux anges !»

Je me demande si on ne t'infantilise pas, ce faisant.

Le lendemain soir, en cachette, j'adopte le cérémonial, pour voir.

Ton visage épanoui, ton regard arrimé au mien,

le cœur et l'emphase avec lesquels

tu entonnes avec moi la phrase montante font taire tous

mes soupçons. Cette pratique d'endormissement

deviendra dorénavant notre incontournable rituel.

Je ne sais plus qui je suis

Celui qui accompagne ne saura jamais ce que vit la personne atteinte
d'une maladie grave qui affecte les fonctions cognitives.
Tous les repères s'effilochent... Au creux de cette errance
se trouvent des ferments d'une certaine sagesse : celle de ne plus savoir.

Comment savoir, lorsque je parle, lorsque je souris, lorsque j'écris, si ce que je crois être vrai reflète bien la juste face de moi-même ? Qui suis-je ? Où suis-je ? Quand suis-je qui je suis ? Toute ma vie, j'ai cherché à construire une cohérence entre ma pensée et mon agir. J'ai voulu savoir où j'allais, pourquoi j'y allais, dans quel sens je marchais. Et voilà qu'aujourd'hui je n'ai d'autre issue que de faire le deuil de mes certitudes. Vivre à tes côtés, mon amour, me projette dans un monde où je ne sais plus quelles sont les balises de la réalité. Tu vois une dame assise dans ta chambre. Elle occuperait un fauteuil à droite de la porte. Il n'y a pas de fauteuil dans ta chambre. « Elle me regarde. » Et moi, j'acquiesce, entrant dans ton jeu : « A-t-elle l'air méchant ? » « Oh non ! » me réponds-tu, spontanément. « Alors, elle a l'air gentil ? » « Oh oui ! Elle sourit. » « Mais, qu'est-ce qu'elle fait là ? » « Elle m'attend. »

Est-ce seulement un jeu ou l'expression de ton monde réel à toi ? Qui est cette dame ? Est-ce la grande faucheuse, assise bien tranquille dans un fauteuil, prémonition de ta fin prochaine ? Tu te charges bien, toi, de faire mentir les oracles. On peut croire que tu divagues. Tu erres çà et là hors des pistes balisées de la convenance. Il m'arrive de t'envier tant tu sembles libéré des contraintes de la logique. Le piège me guette de magnifier ton état, de faire de toi un grand poète. Mes tentatives de compréhension de ton univers sont dérisoires. Le doute s'est emparé de ma vie, moi qui doutais peu. La vérité n'a plus pour moi le même sens. Ce qui me paraissait acquis n'est plus que probabilité, vraisemblance, quête. Cette quête-là ne se fait pas sans sueur. Sueur de l'incertitude, sueur de l'audace, sueur du trac. Je cherche, je marche, je risque. Puis, je garde silence. J'attends l'écho de ce que j'ai fait, de ce que j'ai dit, de ce que j'ai ressenti. Je ne suis plus sûre de rien.

Ces derniers temps, nous avons été sollicités par les médias. J'ai fait le choix d'ouvrir et de rendre public le plus intime de nous[10]. Le plus ordinaire de notre quotidien, le plus secret de mes monologues intérieurs. Obscur dessein de vanité ? Sinon misérable effort de consolation ? Comment savoir sans l'ombre d'un doute ce qui a motivé mon audace ?

Dans cette dimension étrange du monde dans lequel nous vivons, la douce tranquillité de la certitude ne m'est plus accessible. Douter, toujours. M'interroger, encore plus. Risquer, ma seule issue. Risquer de me montrer telle quelle. Oser me dédire le lendemain. Risquer le malaise sourd et sournois de ne pas savoir où, au juste, se dressent les frontières de ma vérité. Vivre à perpétuité entre deux eaux. Nager avec toi dans une mer de confusion, sachant que la confusion, ce n'est pas le néant, c'est la fusion-avec. La fusion avec l'autre, ce mélange d'identités qui compose le *no man's land* de nos cœurs effarés. On dit que c'est l'errance créatrice de soi. Mais la confusion est gênante, désagréable à la longue. Elle engendre la diffusion de soi. Pénible expérience de fragmentation de l'être. La volonté, pas plus que la raison, n'y peut grand-chose. Il faut

---

10. Je fais référence ici aux deux films cités dans la note 1.

savoir attendre, laisser à l'intuition le temps de faire son travail. Comme une infusion, dans la tendre pénétration tranquille d'un univers qui m'est étranger. Me laisser infuser dans la complexité du monde, laisser jaillir en moi les courants chauds et contradictoires de la pulsion de vivre, de la tentation de mourir. Et t'accueillir tel quel, mon mari, mon énigme. Pourquoi faudrait-il à jamais résoudre cette improbabilité de l'esprit, cette précaire probabilité du cœur, ce frisson dans le noyau même de mes cellules lorsque je réfléchis dorénavant à ma vie ? Ne me faut-il pas accepter, sinon rechercher, cette tension entre intuition et réalité dans laquelle tu sembles évoluer avec tant d'aisance ? Tension de vie qui prend la robe du flou, auprès de toi, mon étrange, mon mystère.

Et si elle était précisément là, la sagesse, dans l'humilité de ne plus savoir, dans le renoncement à atteindre, jamais, l'absolu ; dans la résignation à devoir se contenter seulement du vraisemblable ? Croire en toi lorsque tu parais délirer. Me consoler dans le possible. Dans l'indulgence envers moi-même quand un mouvement s'impose avant qu'il ait eu le temps de gagner ses lettres de noblesse. Il y a la certitude des idées et des théorèmes. Il y a celle du corps, du cœur, de l'éprouvé. C'est à celle-là que je réponds quand je prends le risque de m'ouvrir et de partager cette curieuse vie qui est la nôtre.

Lorsque je parle de toi, lorsque j'écris sur toi, lorsque j'ai l'audace de rendre public un pan de notre histoire, j'offre le plus intime de nous deux au regard de l'humanité. C'est dangereux, douteux, suspect. Mais je ne résiste pas au plaisir de séjourner dans la tendresse de te dire, de te raconter, de te célébrer. Je déroule notre histoire et c'est une tendre distance qui s'empare tant de mon présent que de mon devenir. Est-ce là me préparer au pire ? Peut-être. Et pourquoi pas ? Sachez, vous tous qui êtes témoins des déchirements et des étonnements de notre évolution, que cette parole livrée au risque de mes excès me permet de le laisser partir peu à peu. Que c'est dans la conscience de l'intensité mise au jour que la consolation fait son œuvre.

Mon besoin de consolation rejoint celui de mes frères et sœurs en humanité. Toutes nos histoires se valent, pétris que nous sommes de la même pâte humaine. Rien ne ressemble plus à un cœur qui tremble qu'un autre cœur qui tremble. Ce n'est pas mentir que de frémir et de le dire.

Depuis quelques mois, j'éprouve une curieuse sensation.
Un sentiment d'irréalité, un qui-vive, une menace d'imminence,
une impression d'avoir perdu mes racines. Une lassitude aussi,
celle du funambule qui chemine à perpétuité entre ciel et terre
ou entre deux eaux. Grande chambre blanche sans parois fixes,
sans sol, à ciel ouvert, exposée aux intempéries
et aux désastres de la nature.

Oser dire que je vais bien

Peut-on le croire, il y a de bons jours dans ce périple.
Il faut le vivre pour savoir qu'un nouvel ordre de vie
se sculpte avec le temps.

Après tant de mois de doutes, d'érosion et de tourments, aujourd'hui, j'ai besoin de dire que je vais bien. Qu'il m'arrive, comme en ce moment, de goûter malgré tout à une paix intérieure jamais atteinte jusqu'ici. Que la grande ombre sous laquelle je suis retranchée est porteuse aussi de grande vie. Depuis des mois, je suis celle qui est à plaindre. Cette chape me pèse de plus en plus. L'admiration, pas plus que la pitié, ne me convient. Y suis-je pour quelque chose? Quand on me demande des nouvelles, je décris son état – pas brillant, c'est vrai –, puis je termine en disant que je ne me plains pas, que ça se vit, que tout est question d'organisation, qu'il y en a des pires. On ne me croit pas, je le vois bien. Je suis douée pour émouvoir; chaque fois, j'en ressors coupable, vaguement menteuse. Comme si j'avais failli à rendre compte de l'ensemble de la situation. Et j'entends tous ceux-là qui, continuant leur chemin, ne me disent pas: « La pauvre! » Je m'en veux d'avoir tracé le noir tableau, malgré mes efforts honnêtes pour corriger, sinon pondérer.

Je n'exclus pas, cela paraîtra contradictoire, que l'identité de *mater dolorosa* puisse être confortable. Elle a ses avantages. On m'épargne certains partages des tâches – « la pôôôvre, dans sa condition… » –, on m'excuse pour mes absences, c'est pratique ; d'une dérobade à un prétexte, je vis de plus en plus en marge. Jusqu'au jour où me saute au visage que cet écrin de douleur dans lequel je m'enferme avec une possible complaisance grignote lentement mon intégrité.

Mais aujourd'hui donc, je vais bien et j'ai plaisir à le déclarer. Est-ce à dire que je reprends espoir ? Non ! Je ne refuse pas l'espoir, mais je pense qu'à trop espérer, on s'y perd. Je me sens tellement mieux depuis que je n'espère plus grand-chose. J'apprends à faire le bilan du jour et à laisser le lendemain se tramer sans moi. C'est un abandon au possible qui ne m'est pas familier. Je cesse de tendre, de me tendre vers le futur. Je me dépose et me repose dans le présent.

Il me semble que Michel et moi découvrons pas à pas la manière de vivre. Avec ce qu'il nous reste. Et je ne suis pas triste. Parce qu'au-delà de ce que l'on perd, il y a autre chose. Au-delà de la production de nos vies et de la rentabilité de nos actes, il y a la présence, les étonnements, une alliance, de la tendresse, des regards, un grain de peau, un parfum de peau, une fleur de peau. Il nous reste une mince passerelle que nous sommes seuls à traverser. Mince, mais une passerelle tout de même. On dirait qu'il nous fallait à chacun cette rupture dans nos vies pour habiter une zone d'intimité que nous n'aurions jamais imaginée, dont nous avons toujours rêvé.

Attablée à la terrasse d'un café, j'attends Michel, qui passe en ce moment un examen de ses fonctions cognitives (mémoire en particulier). Pas facile à accepter. Mais au fil de ces radios, de ces analyses et de ces examens qui, tous, le renvoient à ses incompétences, il se dépouille d'un certain panache, d'un optimisme aussi, en béton ou en toc, qui m'a toujours laissée perplexe. À voir toujours le beau côté des choses, à me seriner qu'« il n'y a pas de problèmes, juste des solutions », il me laissait seule dans mes angoisses. Je reconnais qu'en matière d'appréhension j'étais qualifiée. Je le suis moins aujourd'hui, puisque je dois composer quotidiennement avec l'inconcevable. Mon pessimisme est moins noir; son optimisme, moins rose. Nous partageons un peu plus la même humanité. Nous sommes à coup sûr plus tranquilles, plus égaux aussi. Aujourd'hui, je peux dire que nous allons bien. Demain est à laisser venir.

À la terrasse du café du TNM, dans le fourmillement

et l'excitation des préparatifs des Francofolies, je me prélasse,

en congé provisoire de cet écartèlement entre caprice et devoir.

Tu es au centre de jour, en sécurité. Je suis tranquille, si tranquille

quand tu es avec eux. Je me sens vivante, heureuse,

propulsée d'étonnement. Il fait un temps de rêve.

Je m'imagine touriste dans ma ville. Il m'arrive de plus en plus souvent

de goûter un certain bonheur dont, il y a si peu, j'avais désespéré.

Se délester de l'épouvante
pour mieux continuer

Nous ne nous rendons pas compte de l'image
que nous projetons sur nos proches.
À notre insu, nous diffusons le message de la détresse,
de l'urgence d'agir, du ras-le-bol. L'étonnement est
de découvrir l'angoisse ailleurs qu'elle ne paraît être.

Nous en étions à notre troisième année. Les services à domicile, les semaines de répit et les baluchonnages étaient devenus dans l'ordre des choses. Ma PME allait bon train. C'était au début de juin et j'avais eu la chance de passer une semaine de repos au bord de la mer avec mon fils. Un bonheur. À mon retour de répit, je devais faire face à une bien curieuse réalité. Les uns les autres s'étaient sans doute parlé en mon absence. À mots couverts, on me laissait entendre que... on marchait sur des œufs. De toute évidence, il y avait connivence autour de moi pour que le message passe. On s'y prenait en toute délicatesse pour me faire sentir que le temps était venu de franchir le pas de l'hébergement. Jamais on ne m'aurait dit: «As-tu pensé à le placer?» C'était beaucoup plus subtil. «Ne croyez-vous pas, madame, que de nouvelles dispositions, mieux adaptées aux besoins de votre mari, ne seraient à envisager maintenant, avant qu'il soit trop tard pour vous?» Ou alors: «Dans un centre spécialisé où le personnel est spécialement formé pour offrir une qualité de vie optimale à votre mari, il serait mieux stimulé, développerait de nouveaux champs d'intérêt, ne verrait de toute façon pas la différence...»

Les messages venaient de partout : la responsable du CLSC, qui me disait que je recevais le maximum prévu, que cela ne pouvait durer *ad infinitum* pour un cas qui, de toute évidence, relevait d'un CHSLD[11] ; le neurologue, qui m'invitait à faire la demande maintenant « au cas où » ; mon travailleur social, certains membres de ma famille, des amis, Pierre-Jean-Jacques rencontré sur la rue, des connaissances de longue date... « Et, surtout, pense à toi. Le jour où tu seras malade, tu ne seras pas plus avancée et tu ne pourras plus lui venir en aide », ce qui était parfaitement vrai. Mais qu'allait-on imaginer ? Moi, je ne faisais que cela, penser à moi.

Certains ne partageaient pas cet avis. Francine, mon indispensable, qui, chaque jour, assumait avec moi les soins de mon grand malade ; nos enfants, qui, tout en s'inquiétant de mon état, avaient adopté la position de respecter mon rythme, mon évolution, révérant comme un ostensoir le témoignage amoureux qui se développait sous leurs yeux ; Marie-baluchon, ma conseillère, mon point de repère riche de plus de trente ans de service auprès des personnes en perte d'autonomie et de leurs familles ; mes proches amis du mercredi, premiers témoins de l'étrange dédale de notre amour.

Pendant quatre ou cinq jours, j'ai été déchirée. Oppressée, menacée. Le temps était-il en effet venu de me séparer de Michel ? Étais-je à mon insu emprisonnée dans une impossible mission dont le poids m'échappait, mais éclatait au regard des autres ? Pourquoi ce front commun après une absence d'une semaine ? Michel s'était-il détérioré à ce point que je ne sois plus capable d'en prendre soin ? À cette question, la réponse était tout aussi évidente : rien, chez mon malade, ne s'était aggravé. Je venais de retrouver le même

---

11. CHSLD : centre d'hébergement et de soins de longue durée.

homme que j'avais laissé huit jours auparavant, calme, innocent, tranquille dans un monde dont nous étions exclus.

Un ami que j'aime beaucoup, et qui peut à l'occasion avoir une influence certaine sur moi, entreprit à son tour de « m'ouvrir les yeux ». Je le voyais venir. Avec beaucoup de respect, il tentait néanmoins de me faire entendre raison. Il soulignait au passage ma propension aux défis, mon histoire parsemée d'épisodes où j'avais mis mon organisme à rude épreuve, les dangers de glorifier ma situation actuelle, d'en retirer quelques bénéfices narcissiques... Sur le bout des pieds, il réussit presque à me faire adopter l'idée que j'avais fait du maintien à domicile de Michel un projet à réussir. Un défi plus qu'une évolution. Je reconnaissais. Il pouvait y avoir du vrai dans l'analyse. Mais je résistais au bon sens, commençant mes phrases par « Oui mais... ». À bout d'arguments, il me dit : « Je pense qu'il faudrait que quelqu'un t'arrache à la situation. J'aimerais être superman et t'en arracher. » Et cela m'a profondément émue.

Ce qui m'a libérée, à ce moment-là, ce fut de sentir son désir, son affection, sa préoccupation pour moi comme personne. En réalité, tout le monde autour de moi tremblait à l'idée que je puisse outrepasser mes forces. Encore une fois, ce n'était pas Michel ni des éléments nouveaux dans son état qui me minaient ou qui justifiaient les interventions de mes proches. C'était la peur de me perdre, moi, et l'amour qu'ils me portaient. J'ai été bouleversée.

Alors, j'en ai conclu que ce que j'offrais de ma réalité aux autres devait être assez inquiétant. Visage défait, fatigue chronique, abstinence de coquetterie, perte de goût pour les distractions, disposition à rester dans le creux de mon lit chaque fois que je pouvais me le permettre, aller dormir en même temps que Michel, soit 19 h 30. Je me suis dit qu'en effet cette image décomposée avait assez duré. Le temps n'était pas encore venu de me séparer de mon homme, mais peut-être était-il urgent d'avoir recours à davantage de soutien. Dorénavant, je ne resterais plus seule avec Michel, sauf la nuit. En cas d'agitation nocturne, mieux valait le somnifère que le CHSLD, qui viendrait bien assez tôt, s'il le fallait.

J'ai alors décidé de délier pour de bon les cordons de la bourse et de nous offrir, à Michel et à moi, les conditions sécuritaires pour continuer à vivre ensemble chez nous. Soixante heures de présence par semaine.

Exorbitant! La question d'argent est toujours un obstacle de taille. Surtout quand on n'a pas, comme nous, de fortunes de famille. Chez nous, l'héritage n'existe pas. Tout ce qu'on a, ce sont des économies. Par définition, des économies, on n'y touche pas. On ramasse au cas où. Le « cas où » était arrivé. Il fallait le reconnaître. Comme j'étais la seule à tout gérer, mes économies et celles de mon mari, cela prenait de nouvelles proportions. « Qu'est-ce qu'il aurait fait à ma place? »

J'ai réglé ça assez rapidement en me disant qu'il avait accumulé un REER[12] pour ses vieux jours. Eh bien, on y était. Et tant qu'il en resterait, il y aurait droit. J'ai toujours nourri le secret espoir de me rendre en fin de vie, en fin de vie conjugale, à domicile. Dans notre chambre, sous nos couvertures, en notre temps, à notre façon, dans notre silence. Je ne pouvais pas encore, à ce moment-là, faire le sacrifice de ce rêve.

Alors, curieux paradoxe. Au moment même où j'engageais des ressources additionnelles pour maintenir les soins requis à la maison, j'ai senti le besoin, l'urgent et tenace besoin, de faire toutes les démarches préalables au décès de mon amoureux. Cela peut paraître morbide. Eh bien, non! Cela m'a procuré une grande paix. À mon insu, j'avais besoin d'avoir une représentation de la façon, des lieux et des rites qui accompagneraient la grande séparation. Je libérais la place de l'épouvante pour mieux

_____

12. REER: régime enregistré d'épargne-retraite.

vivre ce qu'il nous restait de vie commune. Et ce faisant, il deve-
nait clair que je décidais qu'il ne sortirait pour de bon de chez lui
que pour le grand départ, pas avant. C'était une illusion, une
représentation magique, je le sais maintenant. Peu importe. À ce
moment-là, le sentiment qui me portait était qu'il quitterait la
maison pour s'abriter dans cette terre-là dont il m'avait toujours
parlé. Je ne savais pas si mon désir allait être exaucé. Mais je
savais hors de tout doute ce que j'aurais à faire, le temps venu.

Alors j'ai demandé à Guillaume, mon fidèle, mon aîné, de
m'accompagner au cimetière. Cette demande reflète bien une
des règles de notre petite société où chacun trouve son rôle et
sa fonction. Pascal est dédié à son père, de par sa compétence,
son affection, sa filiation. Stéphane, frère du précédent, vient
chercher et donner l'amour filial. Isabelle, notre fille commune et cadette de la famille, est la câline, celle qui touche,
qui embrasse, qui pense aux jouets et aux petits dessins.
Guillaume, mon fils d'une première union, se charge de moi,
de mon repos, de l'accompagnement dont j'ai besoin. Nous
sommes donc allés, lui et moi, un samedi matin de juin, choisir un terrain au cimetière. Grandes émotions. En un instant,
j'étais prête à mettre le double pour racheter une concession
abandonnée parce qu'elle était tout près de celle de mon père,
parce que les arbres étaient matures, les lilas en fleurs et l'em-
placement plus central. Heureusement, à deux, ne serait-ce
que de le verbaliser, on se ressaisit. J'ai fini par trouver des
avantages au nouveau lotissement qu'on nous proposait. Sorte
de banlieue, certes, mais en quelques années, avec des arbres,
des fleurs, on pouvait imaginer le havre. J'ai toujours su que
Michel souhaitait être enterré et non pas incinéré. Il voulait
même en faire une séquence de son dernier film[13] : « Tu vois,
je suis venu dans ce coin du monde fonder une nouvelle souche.

---

13. *Le Pays rêvé, op. cit.*

C'est dans cette terre-là que je veux être enterré, avec les miens. »
C'est sans équivoque. Et moi, en signant les papiers, en don-
nant ma part personnelle de l'achat de ce petit terrain, j'éprouvais le réconfort de nous offrir, ainsi qu'à nos enfants, un lit
pour nous y reposer à jamais. Pour cent ans à venir. Évidem-
ment, au moment de signer, j'avais le cœur en écharpe, la gorge
pleine de larmes, en imaginant lequel de nous tous étrennerait
ce lieu. Puis, miracle, relâchement, respir et détente, j'entendais une voix : « Tu as bien fait, ma fille, continue. » Guillaume
et moi sommes allés prendre un verre de vin pour marquer le
pas. Nous apprivoisions, l'un et l'autre, la fin d'un jour.

Le vendredi suivant, toujours ensemble, nous avons fait
les arrangements funéraires préalables. J'ai choisi l'endroit,
l'ai visité deux fois plutôt qu'une ; nous avons posé les questions, visité les salons, les lieux de culte, nous avons imaginé
l'ambiance, les photos, des tableaux peut-être, les plus beaux
qu'il a peints, des textes de lui qui relataient son enfance en
France, sa vie ici, etc. Ensuite, nous avons choisi le cercueil : le
plus simple, intégralement en bois. J'ai signé… puis j'ai payé.
Du coup, j'ai conclu pour moi aussi. Et voilà !

À chaque signature que j'apposais, j'avais le sentiment de
faire de la place à mon deuil, le temps venu. Comme si je libérais l'espace pour me permettre de vivre jusqu'au bout avec lui,
avec les enfants et les amis, ce que nous avions à vivre ensemble.
Sans avoir à discuter, à régler, à signer, à choisir et à m'épuiser
dans un aléatoire qui pouvait être résolu d'avance.

Ces démarches avaient aussi la vertu de m'obliger à me
questionner sur ma trousse de deuil. C'est une expression de
Michel ; il en avait eu l'idée en réalisant le film *Les traces d'un
homme*[14]. De quoi aurai-je besoin pour que la quittance coule
de soi, sans artifices inutiles à enjamber ?

14. Michel Moreau, *Les traces d'un homme*, Educfilm, 1981.

Le samedi suivant, je suis allée choisir le monument. « Choisir », c'est vite dit. J'ai pris le plus simple, le moins travaillé possible, le plus économique, avec l'espoir d'y faire graver un dessin de Michel. Ce qui fut fait.

Au cours de ces trois semaines, chaque fois que je franchissais une étape, je regardais toutes les photos que nous avions. Et toutes, cela représente des jours de travail et de fouilles. Nous avons pris énormément de photos tout au long de notre vie commune. J'ai cherché des visages de Michel, des expressions variées, des âges différents : Michel songeur, Michel tendre, Michel séducteur, Michel visionnaire, Michel contemplatif, Michel amoureux, Michel cinéaste, Michel père... J'ai trouvé deux cents visages qui défilent dans la mémoire de mes images, charriant avec elles une humeur propre à chaque regard.

Ce travail n'a pas été inutile. C'est alors que l'idée m'est venue de faire agrandir certaines d'entre elles et d'en pavoiser sa chambre. Ces visages, témoins de moments de grâce vécus ensemble, constituent dorénavant son paysage, son observatoire, son musée de vie. Moments heureux, pierres de gué d'une évolution familiale d'une rare densité. Tu es si beau, mon homme, dans ces plans volés que je ne me lasse pas de contempler. C'était notre vie, l'autre vie. Ne sommes-nous pas aujourd'hui dans l'outre-vie ?

Je place devant toi un dessin que tu as fait il y a quelques années.

Tu découvres dans une boîte une petite étampe à ton nom.

Tu t'amuses à appuyer sur le tampon d'encre et tu signes ton dessin

au bon endroit, en bas à droite. Je suis éblouie par ton habileté

et l'organisation de ton geste. Puis revenant vers toi,

tu as «signé» quatre fois, dont une fois à l'envers. Oups!

Conte pour enfants

La dégénérescence neurologique,
celle qui atteint en particulier le jugement,
redonne parfois aux plus grands
une innocence devant laquelle on se mettrait à genoux.
Il arrive que de petits épisodes de vie se révèlent
pur conte pour enfants.

Quelle est cette nostalgie qui m'assaille ces derniers jours ? On pourrait dire de ce souvenir qu'il n'est qu'anecdote, banalité, un presque rien.

Te souviens-tu, mon amour, tu t'enfonçais dans l'an III de ta maladie ? Nous allions, toi et moi, passer la veille de Noël ensemble, seuls tous les deux. Les uns et les autres de nos enfants étant requis tantôt dans la belle-famille, tantôt chez les amis, nous avions convenu de fêter Noël le lendemain. J'avais dit : « Mais oui, les enfants, allez ! Prenez votre plaisir là où il se trouve. » Et je le pensais. C'était si triste chez nous.

Toujours est-il que nous étions le 24, seuls. Tu ne marchais presque plus, juste assez pour te lever la nuit, venir t'encadrer dans la porte de ma chambre : « Dors-tu ? » Cauchemar : « Mais oui, je dors ! » « C'est bien, ma chérie, c'est bien. Dors, dors bien, ma chérie. » L'oreille tendue vers le seuil de ta chambre, je guettais tantôt le faux pas, tantôt l'errance dans la cuisine, voire le grincement de la porte arrière. C'était foutu. Ma nuit, mon repos, dont j'avais tellement besoin, étaient fichus.

Mais je m'égare. Nous étions donc le 24, veille de Noël glacée, petite neige romantique. Les magasins venaient tout juste de fermer leurs portes. J'étais fourbue, plus ou moins déprimée, nostalgique dans le souvenir de ces années folles où les enfants rechignaient à se coucher en prévision des longues veilles prochaines.

Déjà, te sortir tenait de l'héroïsme : passer ton manteau, t'attacher, te chausser, bas de laine et bottes fourrées. T'attendre, t'attendre, t'attendre. Accroupie à tes pieds, m'évertuant à lacer ces bottes si chaudes et confortables que nous avions achetées ensemble en un temps où tu pouvais encore les enfiler toi-même, je retenais mes larmes, larmes de fatigue, j'entends. Te sortir, à cette époque, tenait déjà de l'héroïsme, donc. Quatre fois sur cinq, je taisais mes projets, découragée devant le constat si cruel de te savoir désormais invalide. Mais ce soir-là de veille, alors que je ruminais, seule à la fenêtre de mon bureau à regarder tomber cette neige douce qui dansait, faisant de ma rue une carte d'antan, alors que tu croupissais tout aussi seul devant la télé qui régurgitait les actualités sanglantes du monde, voilà qu'il me vint une idée : si nous allions tous les deux en ville. Je t'emmènerais, et nous déambulerions comme deux enfants pauvres qui n'ont en pâture à s'offrir que les décorations du temps des fêtes.

Tu as approuvé sans savoir au juste de quoi il s'agissait. Et me revoilà partie ; une manche, l'autre, une tuque, le pied gauche, allez, va ! Puis l'autre botte, oui-oui, celles-là qui ne sont plus adaptées à ton état… et voilà… non, pas trop serrée la boucle, juste ce qu'il faut. Les gants, mon Dieu ! j'oubliais les gants. De pied en cap, emmitouflé, tu avais l'air de te demander ce qu'il t'arrivait. Moi, j'étais en nage, peu importe. On s'en est allés comme deux beaux vieux fous, sur cette chaussée glissante où, dérisoirement, j'essayais de prévenir ta chute. Je t'ai installé après de périlleuses manœuvres sur le siège, à côté de moi. Tu avais l'air égaré, ne sachant trop dans quelle galère je t'emportais.

Chemin de la Côte-Sainte-Catherine, avenue du Parc, les rues étaient désertes, les maisons, illuminées. On s'agitait dans les cuisines en vue du réveillon. J'avais le cœur gros, me mordais la lèvre pour ne rien laisser percer de ma tristesse et je filais direction Ogilvy, devant la vitrine de Noël. À voir défiler les automates, je m'émerveillais, tu ne regardais pas. Je décrivais le détail, tentais misérablement de capter ton attention, mais tu semblais occupé à autre chose. En effet, deux petits enfants jouaient sur le trottoir dans la neige. C'étaient eux qui te retenaient. Tu souriais devant cette innocence tellement plus pure que la mécanique de la mère ourse qui tricotait, infatigablement, depuis quarante-cinq jours, le même foulard ridicule aux couleurs du magasin. Je ne sais plus si j'étais déçue. Allez, va ! J'ai laissé tomber les vitrines de Noël et opté pour les lumières : grands arbres scintillants, couronnes géantes, allées de pruniers ensemencés de milliers d'éclats. Tu t'exclamais, tu t'étonnais, tu applaudissais : c'était gagné !

À la radio, on chantait *Sainte nuit*, *Les anges dans nos campagnes* et glooooooooria ! Motivée par ta réaction, j'ai pensé que tout n'était pas perdu. J'ai délaissé le secteur des affaires et des commerces pour arpenter les quartiers que l'on dit populaires. J'ai lorgné les rues colorées, j'ai roulé à trente à l'heure. Tu jubilais à mes côtés, tu chantais, tu riais : « C'est de bon goût ! » disais-tu sur le même ton que « C'est vachement bien monté ! » lorsque tu roucoules devant les Télétubbies, que tu adores maintenant. Oui, mon amour, elles étaient vachement bien montées et de bon goût, ces banderoles que tu as toujours décriées lorsque tu étais mature et cultivé. J'ai fait le Plateau, la Petite-Patrie, Rosemont, Ahuntsic et Bordeaux. J'ai laissé tomber Verdun et Repentigny, mais je serais bien allée jusqu'à Terrebonne, pourquoi pas jusqu'à Sainte-Agathe pour faire durer ce moment béni, cette idée de génie qui m'avait fait m'emparer de toi.

Ça faisait plus de deux heures que nous roulions à petits pas lorsque nous avons décidé de rentrer. J'ai cru ne jamais pouvoir te sortir de la voiture tant tu étais fatigué. Si vieux, si petit dans l'excitation des lumières qui virevoltaient autour de toi. Nous avons quitté notre coquille, ce cocon d'amour qui nous avait emportés dans la magie de nos enfances. La douceur de ce petit voyage, la gaieté qui advenait dans notre misérable existence d'aujourd'hui, c'était une fabuleuse poésie, une tendresse déposée là dans une idée folle. Je t'ai mis au lit sans te nourrir tant tu ne tenais plus. Je n'avais pas refermé la porte de ta chambre que tu ronflais déjà. Et j'imaginais quelles lumières t'avaient emporté dans ce profond sommeil.

Je ne crois pas avoir jamais vécu une telle veille de Noël. Une fraîcheur pour mon cœur tellement flétri en ce temps-là. Seule dans la cuisine, j'ai allumé les bougies, ouvert les huîtres et la demi-bouteille de champagne que j'avais décidé de m'offrir en revivant, d'avenues en boulevards, la féerie de cette dernière nuit d'Avent sans plus regretter les autres qui l'avaient précédées. J'ai laissé le silence et ton souffle rendre grâce de ce moment d'éternité. Cette expédition venait de laisser son empreinte sur toutes les veilles de Noël à venir. C'était une bagatelle, une banalité, un presque rien, mais c'était ta joie, la mienne, notre intimité arrachée aux griffes de la mélancolie, ton émerveillement, mon contentement, une victoire de la poésie et de l'innocence sur la misère. C'était ce bout de vie dans le paysage de la détresse, comme une fleur de macadam que l'on piétine sans la voir, alors qu'elle devrait l'emporter sur toutes celles qui glorifient les gerbes et les bouquets. Moi, je sais que dans cette banalité des bonshommes de neige, cette vague insignifiance des pères Noël et des rennes, ce petit rien des couronnes et des bougies, il y avait la plénitude d'un souvenir impérissable.

Je ne laisse plus que vingt dollars dans ton portefeuille.

Chaque fois que je l'ouvre, ce petit étui de cuir, j'ai un pincement de cœur.

Le mien est gorgé de cartes bancaires, de cartes de crédit,

d'assurance, d'identité. Dans le tien, il n'y a presque plus rien.

J'ai retiré toutes les cartes importantes, sauf ton permis de conduire

dorénavant invalide, laissé celle de la Cinémathèque québécoise,

celle de l'ONF, celle du fleuriste... Je garde sur moi

ta carte d'assurance maladie et ta carte de guichet.

C'est à moi qu'on s'adresse maintenant pour t'identifier.

Au restaurant, c'est à moi qu'on demande ce que tu veux manger.

Je ne sais pas si tu souffres autant que moi

de ce dépouillement d'identité. Tu n'en parles jamais.

Éloge de la futilité

On me jugera si l'on veut,
je sais que d'autres s'adonnent à ces plaisirs coupables.
Appelons-les hypnose d'évasion, indispensable refuge
quand chaque minute du jour est consacrée à l'utile et au nécessaire.

Depuis quelques mois, j'ai pris l'habitude de m'abrutir devant les jeux sur Internet. J'y passe de longs moments que la pudeur m'interdit de quantifier ici. Ainsi, chaque soir, lorsque je m'assois à mon poste de « travail » pour jouer à ces jeux que l'on dit ridicules, j'en perds ma dignité. J'ai le jugement facile, le verdict à fleur de peau : quelle insignifiante ! « Tu devrais écrire à la place, rentabiliser cette heure de liberté où tu n'as pas à calculer, à répondre, à réclamer. » Eh bien non, je joue ! Avec la même médiocrité dans la main que tous ceux qui s'abêtissent devant ces colonnes de blocs qui s'effondrent au son d'un égout, aspirant d'un coup son trop-plein. Mais à ce moment même où j'ouvre mon ordinateur, où je vois s'installer la matrice des blocs à cliquer, je me détends. Je me réfugie dans un entre-deux qui ne se définit pas, une sorte d'hypnose qui me permet de penser à autre chose. Tout en visant mes cibles, je jongle, avec des visages, avec des angoisses, avec des aménagements. Il m'arrive de trouver des solutions. Précisément parce que je vise ici pendant que je pense là. Je me repose.

Assez d'excuses. Ma situation est tout de même idéale. Lorsque je m'adonne à ces plaisirs « solitaires », je n'ai aucun témoin. Michel dort. Voilà que j'apprécie même ce ronflement qui me chassait dans la chambre d'amis à 2 h 28 du matin. Je sais qu'il ne me surprendra pas devant ma machine à me livrer à ces futilités qu'il n'aurait sans doute pas manqué de condamner, il y a cinq ans. M'autoriserais-je autant de niaiseries s'il pouvait surgir à tout moment ? Pas sûr !

Pourquoi cette injonction constante à vouer ma vie à l'utile au détriment du futile ? Allons, madame ! Lorsque vous vous vautrez dans *Paris-Match*, vous devriez lire Marguerite Yourcenar. Pouvez-vous en effet subordonner *L'Œuvre au noir* aux mondanités de la famille royale de Monaco ? Miséricorde ! Qu'êtes-vous donc devenue ?

«As-tu envie de manger ou de faire la sieste ?»
Tu me regardes fixement, tu ne bouges plus.
De toute évidence, tu ne peux plus choisir.
Finalement, je te délivre :
«Viens, viens manger un peu.» Tu te remets à respirer.
Il me faut apprendre à ne plus jamais t'offrir de choisir.

Une histoire de petite abeille

veut bien me tendre la main. Je sais aussi que superstition veut dire survie et qu'il n'est pas péché d'invoquer le sort lorsque la réalité est trop difficile à assumer. Que cette petite chose me révèle à moi-même mes pathétiques efforts d'aménagement du quotidien pour franchir l'inconcevable, et que rien n'est plus urgent que de me prendre en douceur. C'est là le symptôme d'un grand désarroi et d'une confiance non moins grande en un secours qui est toujours venu.

Qui viendra encore demain pour peu que je regarde au-delà de mon trousseau de clés.

Aujourd'hui, j'ai commis une imprudence. Pendant que tu dormais,

je suis allée faire mes courses. J'avais relevé les ridelles du lit

et je suis partie. Je n'en peux plus de cette captivité.

C'est la première fois que je te laisse sans surveillance,

au risque que tu appelles sans trouver de réponse.

C'est indigne, je le sais.

Un parfum de bonheur... parfois

Non ! Ce n'est pas tous les jours le drame dans la maison
et dans nos cœurs. C'est aussi par l'ombre
que l'on peut juger du beau temps.
Le bonheur est à redéfinir.
Il émerge comme pierres de gué au-dessus du torrent.
Encore faut-il les apercevoir pour y poser pied.

Ce matin, dans *La Presse,* il y avait des textes sur le bonheur. Je lisais tout cela sans rien envier à personne. Me vint alors à l'esprit un bien curieux sentiment. Un mélange de honte et d'impudeur. Comme si je n'avais pas le droit, moi, immergée aux yeux de certains dans une insoutenable condition de vie, de dire que je suis heureuse. Et pourtant, il m'en aura fallu des déchirements pour connaître cette qualité du bonheur ! Il faut dire, pour être honnête, que nous aurons bientôt quatre ans bien sonnés de réclusion derrière nous.

J'ai souvent été heureuse. Trop même parfois. Lorsque j'ai eu mes enfants, par exemple. Je ne cessais de dire : « C'est trop, c'est trop ! » Je n'arrivais pas à intégrer l'intensité de la naissance. J'ai connu l'amour, ses transes et sa plénitude. J'ai connu des nuits de grande joie, à la limite de l'extase. Il ne s'agit pas de celles auxquelles on pense. C'est dans mes bras qu'il était, mon bonheur, lorsque la nuit je berçais mon petit-fils nouveau-né. Une fois par semaine, j'avais droit à mes vingt-quatre heures. À l'insu des parents, je le berçais jusqu'à 4 h du matin. Non pas qu'il en eût besoin. C'est moi qui en avais besoin. Nous en étions aux débuts de la maladie de Michel. Je trouvais refuge dans la vénération de cette petite boule chaude blottie contre ma poitrine. Ces nuits-là me sont inoubliables. Qui donc prenait soin de l'autre ?

Quand on côtoie la maladie d'Alzheimer, il y a quelque chose de déplacé à dire que l'on vit des instants de bonheur. Incrédulité. Silence. La moue que me renvoie mon vis-à-vis ne m'échappe pas. «Elle se raconte des histoires», que j'entends. Ma bonne mine est suspecte. On me dit, bouche bée : «Mais t'as donc l'air bien !» Et je me demande chaque fois si l'on ne me soupçonne pas d'entretenir quelque relation extraconjugale sédative. On ne peut convaincre personne que la maladie peut receler sa portion d'éternité. Quelque chose de rare, de précieux, d'unique, d'incommensurable.

J'ai cherché toute ma vie le bonheur. J'en ai perçu parfois quelques effluves. Je ne savais pas distinguer la griserie du bonheur, la transe de la joie, la passion du désir. J'ai toujours pressenti, dans mes excès, que le bonheur pouvait avoir un autre goût. Un ton de simplicité que n'avaient pas mes transes amoureuses. Une discrétion tendre qui le ferait couler dans mes veines comme une source fraîche. Je croyais que le bonheur devait m'emporter, me soulever de terre. J'ai dû confondre bonheur et euphorie.

Le problème avec le bonheur, c'est de le reconnaître. Il arrive que des malheurs perdent de leur mal pour devenir bons. C'est alors une tout autre expérience que ces spasmes grisants que je recherchais. Lorsqu'un malheur perd de son mal, c'est un élancement qui s'apaise, une crampe qui fond, une frayeur qui se dissipe. Le cœur se calme, les bras retombent, c'est tout le corps qui rend grâce. On s'agenouille dans l'étonnement de vivre. Alors on se retourne sur le drame et l'on n'en revient pas d'avoir échappé au pire. Pourtant, le danger existe toujours. C'est l'intérieur de soi qui a changé. Le bonheur est une mue du cœur.

Depuis que Michel est malade, j'ai connu les pires insomnies. J'ai pleuré, crié, tremblé. Je me suis révoltée, j'ai rué, réclamé, j'ai visé et tiré. Puis, je me suis calmée. Sa tendresse et son innocence ont eu raison de mes énervements. Donner la main au temps. Garder la foi en mon désir de vivre avec lui. Célébrer sa présence, sa seule présence dans ma vie. Je ne pavoise pas, tout n'est pas toujours facile et les déficits sont nombreux. Quant aux deuils... Mais, écouter son souffle, la nuit. Ouvrir la porte de sa chambre, le matin. Me pencher sur son visage apaisé, et retrouver cet homme qui prend mon visage entre ses mains. Avoir encore la possibilité de caresser sa chevelure d'enfant, sa barbe d'homme, sa main tachée d'âge. Veiller sur ce grand malade qui n'en est pas un parce qu'il est plus innocent que l'homme sain que j'ai connu. Parce qu'il va mieux, en quelque sorte. Parce qu'il a laissé ses encombrants bagages dans l'antichambre d'Alzheimer. Il a eu juste le temps de garder l'essentiel. S'il a perdu en communication, il a gardé le regard de l'étonnement, la voix du tendre, la main du don, le respir de la durée. Michel vit, et moi avec lui. Moi qui, tout en y tenant comme jamais, m'en sépare d'une heure à l'autre. Parce que je sais maintenant que je pourrai lui survivre. Que je trouverai la force, sans savoir comment; qu'il me semble que rien de pire que ce qui est déjà arrivé ne peut se produire.

Je crois bien que Michel arrivera à venir à bout de moi. De mes dérobades et de mes exigences. Je frémis lorsque je mesure la dose d'inquiétude, sinon de rébellion, qu'il m'aura fallu pour accéder tout simplement à l'ordinaire de la vie. Ne plus attendre de résultats, traverser les crises comme on s'accroche au mât du voilier, faire corps avec la bourrasque et confier à l'équilibre de la nature sa survie. M'en remettre au temps. Pas toujours, mais souvent. Croire qu'il m'inspirera. Sentir que demain ne sera plus jamais aujourd'hui et que les étranglements sont précurseurs de relâche. Savoir qu'alors seulement de nouveaux bonheurs reconnaîtront le chemin des premiers.

Le bonheur pour moi, je l'ai déjà dit, c'est la mue du cœur. Tant que la foreuse est à l'œuvre, tant que je sens mon intérieur se labourer et se débarrasser de ses vieilles croûtes, je garde le cap sur des heures de joie. Le temps est au beau. Lorsque je me sentirai en stagnation, lorsque je serai seulement en attente sans que rien de plus ne façonne le sens de mon existence, je saurai alors que le bonheur m'a quittée.

Ce qui est étonnant dans cette maladie des neurones, c'est qu'elle réduit son homme à son noyau. Même les plus grands deviennent tout petits et, pour peu qu'ils aient vécu de bonté, ils nous transcendent et nous attirent vers eux.

Me croiriez-vous si je vous disais qu'il m'arrive parfois de goûter à un certain état de grâce provoqué par cette maladie qui fait trembler le monde ? Ne me jugez pas, je ne fabule pas. J'essaie seulement de dire que le meilleur se cache parfois dans le pire et que jamais, jamais avant ce jour, je n'aurais pu croire que ce qu'on appelle la « déchéance » pût contenir un germe de paix.

Il paraît que tu n'es conscient de rien. Que tu vis dans un monde qui ne nous appartient plus. Nous prenons le soleil à la terrasse d'un café. L'idée me vient de mettre de la musique dans tes oreilles. De vieilles chansons françaises. Juliette Gréco y chante Les feuilles mortes. *Te voilà en pleurs, secoué par de profonds sanglots. Je veux t'enlever les écouteurs. Tu avances la tête pour ne rien perdre de ton émotion et tu murmures : «La France !» Il paraît que tu n'es conscient de rien.*

Pâques ou l'art de renaître

Vivre avec un grand malade est propice au silence.
Avec lui, ce murmure intérieur qui procède des grands mystères,
silence, germe de survie qui repose là, à l'abri de toute raison.

La saison de Pâques a toujours été pour moi un temps de grâce, un temps d'espérance. C'est l'anticipation des beaux jours, la projection des vacances, la perspective d'une légèreté de l'air et le son des talons sur le bitume.

Mais au-delà des soupirs de soulagement, et des frissons hérités des dévoilements trop hâtifs, c'est l'idée de résurrection qui me porte. Eh oui... on a beau vouloir s'en défaire, il reste toujours quelque chose de l'indélébile culture religieuse! Et de tous ses rituels et croyances, c'est bien ceux qu'a engendrés la semaine sainte qui m'inspirent encore le plus. Printemps de l'âme, bourgeonnements des générosités de l'été, dépouillement des fardeaux de la lente saison.

L'idée de chemin de croix, de mort à soi-même, de mise au tombeau et de résurrection me paraît survivre à toute idéologie religieuse. Pour qu'il y ait résurrection, il doit y avoir le reste. Les antécédents.

«Il y a résurrection pour moi chaque fois qu'une perte entraîne un gain, un manque un plus être, un vide une plénitude, un silence une parole vive, une peine une vie plus profonde[15].»

---

15. Yves Prigent, *L'expérience dépressive*, Paris, DDB, 1994, p. 138.

C'est Pâques chaque fois que le changement besogne à l'intérieur et qu'il se drape d'étonnement.

J'ai le souvenir d'un épisode très troublant de l'évolution de Michel. Après plusieurs mois d'invalidité où il avait complètement perdu l'usage de ses jambes, un beau jour – allez savoir pourquoi ou comment –, Michel s'est remis à marcher. Sans prévenir, il s'est levé et a retrouvé son pas. Je l'ai baptisé Lazare. Il était notre miraculé. Ce jour-là, je venais d'apprendre que pronostics en ce domaine n'étaient qu'illusions. En matière de vie humaine, que sait-on du temps qu'il faut pour apprendre à quitter, pour finir de s'accomplir?

Un soir, au retour du centre de jour, grand branle-bas dans le vestibule. Michel a été victime d'un infarctus dans l'autobus. Agitations, mise au lit et exhortations au calme; je le veille. Si l'heure est venue, autant qu'il soit là, près de moi, que numéroté sur une civière à l'urgence de l'hôpital. Michel s'est endormi.

Douze jours, douze nuits, il a dormi, à peine conscient de ses repas. Dans la maison, on chuchotait, on veillait. Je dormais toutes portes ouvertes. Autant dire que je somnolais l'œil ouvert. Puis, un vendredi, l'homme s'est réveillé. Rose, souriant, l'air moqueur. En pleine forme. On a sorti le fauteuil et pris l'air le jour même. Pour se guérir, il s'était mis en veilleuse. Grande sagesse du corps blessé! Il est descendu dans son tombeau, s'y est reposé, s'est redressé pour continuer.

Tout récemment, même parcours: occlusion intestinale. Le pronostic était mauvais. Dix jours, il s'est retiré du monde, profondément endormi jour et nuit. Encore une fois, pas feutrés, regards suspendus, le fond de l'air était au pire. Un samedi matin, j'entre dans sa chambre et je l'entends dire haut et fort: «Je pète le feu, moi.» Jamais si bien dit en les circonstances! Notre gisant se relevait.

On ne sait plus descendre au tombeau. On ne sait plus déclarer sa propre invalidité. On ne sait plus entendre la source qui réveille l'homme endormi. Où a-t-on perdu cet instinct de résurrection ?

La solitude de l'outre-tombe m'effraie. La perte de tout cela qui a fait ma vie me paraît insurmontable. Mais je m'approche lentement de cette sensation en moi d'être seulement un canal conducteur. Me calmer. Prendre le temps de laisser s'accomplir la sombre besogne, dans la confiance d'avril qui vient. Me laisser traverser, céder à la tourmente, aller dans le sens du vent, ployer sous sa rigueur et accepter de trembler. M'engendrer comme on accouche, me mettre au monde dans le consentement aux contractions, me laisser goûter à l'outre-vie, le temps de me guérir. Et me réveiller plus tard, en cette saison qui fond la glace.

Puis, un jour de Pâques, m'étonner de trouver la vie douce et de sentir le poids léger. Car il ne s'agit pas de se retrouver la même après avoir subi la crampe. C'est de réincarnation qu'il s'agit, d'une autre vie, de celle qui émerge à même l'autre, celle qui, plus petite, plus fragile peut-être, se nourrit d'une plus grande densité. Et m'étonner d'être aujourd'hui plus vivante qu'hier. Autrement amoureuse, pas veuve pour autant.

*Il fait un soleil de rêve. J'en profite pour t'emmener
prendre une glace. Sans t'annoncer, tu t'agites, tu gesticules ;
de toute évidence, tu cherches à me dire quelque chose.
Je me tourne en direction de ton regard.
Nous sommes en plein Mondial de soccer.
La France le dispute aujourd'hui à l'Italie.
Un gai luron qui passe par là se promène
avec un drapeau français. Tu es transporté.*

Nostalgie... Qu'êtes-vous
mes hommes devenus?

C'est fugace, ça émerge, ça s'installe et puis ça passe.
Il suffit d'une image saisie au vol, d'un parfum, d'un air du temps,
et voilà que toute une vie de compagnonnage amoureux
vous reflue dans la gorge.

Ils occupent la table en face de la mienne. Ils terminent leur petit déjeuner. Elle doit avoir mon âge, lui aussi. C'est un matin calme. Puis, déposant sa tasse vide, il se lève, se glisse lentement sur la banquette le long de la table et prend son manteau. Il l'enfile, en douceur. Indiscrète, j'observe sans pouvoir résister à attendre la suite. Sans dire un mot, elle se lève à son tour et lui tourne le dos. Naturellement, il s'empare de l'imperméable. Il lui présente une manche, l'autre, puis la couvre en ajustant les épaules. D'un même pas lent, ils partent et la table demeure… Quelques miettes, deux tasses de café froid, une serviette de table qui n'a pas servi. C'est tout.

Et je reste là, les yeux plantés dans ces deux tasses bonnes à laver. Je reste là à laisser ma mémoire se blottir dans toutes les manches de tous les manteaux qu'un homme a déposés sur mes épaules. Un petit geste, le sacre d'un couple. Ces deux-là ont l'habitude de ces rituels. Se réveille en moi le souvenir de l'attente, de ce dos tourné vers l'homme qui allait me draper dans le duvet, civilité qui a toujours pris des allures de tendresse pour moi. Nous faisons, Michel et moi, un bien étrange couple. Ces gestes prosaïques, qui me font tellement défaut aujourd'hui, scellaient notre lien. À notre insu. Ces petits quelconques qui ne valaient pas qu'on s'y arrête enluminaient ma vie de femme, ma chance d'être compagne, comme gagnante. Je m'ennuie de vous, mes hommes. L'un de vous cultivait l'astuce de laisser ses mains reposer sur mes épaules lorsqu'il se commettait. Je n'étais pas dupe de la manœuvre, mais ne résistais pas à l'émoi de me laisser fondre. J'ai la nostalgie de la galanterie. Je me console : pour éprouver de la nostalgie, il faut avoir connu, il faut avoir vécu, sans quoi, point de nostalgie. Du regret, de la frustration, mais pas de nostalgie. À tout prendre, je la préfère au reste.

Ainsi passe-t-on ses jours à engranger des sensations. Moments de présence qui réveillent toute une existence. Une main sur mon front, c'était mon père. Un doigt égaré sur ma joue, c'était l'ami. Un grand bras comme une ombre qui se répand, c'était Michel. Le revers dodu des doigts d'une main sur le duvet de mes bras, c'était mon tout-petit, mon petit-fils, ma petite boule de lait. Arrêt sur image ! C'est un monde qui reflue dans mon cœur, dans mon corps, un nouvel « encore ». Qu'êtes-vous, qu'êtes-vous mes hommes devenus ?

Et toi, mon compagnon de trente ans de vie, le plus fondamental de toutes mes histoires d'amour, qu'as-tu fait de nos dimanches matin et de nos cafés sur les terrasses ? Sais-tu seulement que nous avons vécu ?

Moi, en vacances au lac des Sittelles, toi, à la maison

avec Céline, ta baluchonneuse. Hier soir au téléphone, tu étais euphorique.

Tellement heureux avec elle ! Pourquoi n'es-tu pas aussi gai avec moi ?

Je suis trop occupée, je le sais. Chargée de tout maintenant.

Seule à diriger ma PME. Je n'ai pas, comme celles qui baluchonnent,

la disponibilité de penser principalement à ton bien-être.

Comment ne pas croire que je pourrais faire plus, alors

que je fais déjà l'impossible ? Elles savent s'y prendre.

Elles s'étonnent de toi, elles rient avec toi, se reposent auprès de toi,

disent-elles. Tu es tellement calme, paisible ! Moi, j'oscille entre extase

et désolation, entre comble et manque, sur fond d'épuisement.

Jamais tu n'as été aussi présent à moi, malgré tes absences.

Aurais-je déjà été aimée à ce point ? T'aurais-je jamais autant aimé ?

Je t'enchâsse en moi, à l'affût de cette éternité qui s'empare de nous,

dans le secret d'une existence redéfinie. Je m'ennuie de toi, mon mari.

Ce temps qui est compté

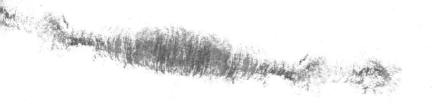

Il devient précieux, le temps.
Des plans volés, quelques sourires,
le sillage du désir encore vivant, saison des provisions.

Que me restera-t-il de ce temps qui m'est donné de toi ? De l'agitation que j'ai perçue chez toi, ce matin, lorsque j'ai fait chanter ton oiseau en peluche ? Une fulgurance dans tes yeux quand tu as reconnu son chant. Et puis, ce plan volé, filmé par Jean-Pierre[16] à ton insu alors que tu essayais de redémarrer ton petit piano-boîte à musique en glissant tes doigts sur le clavier en plastique… une innocence aussi limpide résiste-t-elle à quelque entendement ?

Quelqu'un m'a demandé l'autre jour comment j'arrivais à sourire chaque fois que je m'adressais à toi. C'est vrai que je souris quand je m'avance vers toi. Que je ne résiste pas à la tendresse de te prendre. C'est si facile quand il ne nous reste plus que cet accordage affectif en guise d'amour. Je suis ton univers, ton paysage, ton point d'ancrage. Tu es encore mon appel, mon histoire vivante, ma vibration. Tout à l'heure, tu me tournais le dos, occupé que tu étais dans ton fauteuil à déplacer des lettres de scrabble. Moi, je tripotais une mousse au chocolat et je t'observais. Tout à coup, ta nuque, tes boucles

---

16. Jean-Pierre Lefebvre, cinéaste québécois de renom, est un grand ami de Michel. Il a tourné l'évolution de son vieux camarade de l'automne 2000 jusqu'au printemps 2003. Voir aussi la note 1.

grises, ta main fine sur les petits carrés de bois… j'ai eu envie de te prendre. Je suis venue vers toi et me suis nichée dans le duvet de ton cou. Tu sens bon. Tu es chaud, capiteux, vivant. Lorsque je te chuchote à l'oreille en y mettant des chhhhh, des sssssss et des zzzzzz, tu ris, tu ris, tu ne comprends rien, tu n'écoutes rien, remué seulement par cette sensation de chatouillement qui joue dans tes oreilles. Il n'en faut pas plus. On se calme, on s'éloigne sans se quitter des yeux. Le jour viendra où tu n'y seras plus, où cette place à table sera vide.

Alors, j'engrange, je dévore, je goûte. Qui peut comprendre cette vie sans bon sens avec mon drôle de compagnon ? Qui peut mesurer cette joie sans pareille qui, parfois, s'empare de mon existence ? Qui peut savoir ce que veut dire avoir passé l'hiver, ressusciter de l'ombre aux fontes d'avril, alors que les givres de décembre auraient pu annoncer le pire ? Survivants de la saison des grippes et des pneumonies, nous renaissons chaque printemps en sursis pour un été.

Il paraît que, ce week-end, ce sera juillet en mai. Je t'emmènerai en ville pour manger et je paierai avec ta carte, pour que tu m'invites comme tu le faisais avant. Je laisserai aux mauvaises langues le soin de défigurer mon geste. Et j'emporterai ces lambeaux de notre histoire comme petits clins d'œil entre nous deux. Vivement dimanche, une terrasse et un verre de vin, que l'on sorte avec notre histoire. Est-ce toi que j'aime tant ou cette mémoire que nous avons créée de toutes pièces : notre histoire. Je suis ton canevas, tu es mon récit. Tu peux bien oublier ta mémoire dans quelque placard. Te serait-elle finalement si utile à toi dont l'innocence remplace la conscience ? Je voudrais tant que ma conscience emprunte un peu de ton innocence, qu'elle se repose enfin du travail de lucidité pour laisser ta béatitude infiltrer la quête de mon existence.

«Es-tu ma femme?» «Mais oui, je suis ta femme.»
«Ah! Es-tu ma femme?» «Oui! As-tu quelque chose à me dire?» «Oui.»
Longue hésitation… «Je t'aime!»

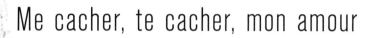

Me cacher, te cacher, mon amour

Rencontre de la société et de ses plus faibles.
Une tache dans une belle classe de monde.
Terrain propice aux projections, aux objections, aux humiliations.

Il est 18 h 40. Samedi soir de rêve. L'été est arrivé aujourd'hui. Enfin! Enfin! Je désespérais.

J'ai passé une partie de l'après-midi à préparer mes affaires pour partir à la mer, la semaine prochaine. Voyant venir cette fin du jour digne de Rome en septembre, je décide d'emmener Michel manger en terrasse, question de rééditer un petit moment de grâce qui s'est produit cette semaine, alors que nous sommes allés manger une frite à l'extérieur. Un bonheur après six ans d'invalidité! Michel est heureux, et moi donc! C'était comme avant. La communication en moins. Mais la présence… et quelle présence! Celle qui est devenue si précieuse parce que si précaire.

Ce soir donc, je remets ça. Énergique malgré ma grande fatigue. Déjà, en quittant la maison, j'ai un malaise. Trop pressée de déguster le moment appréhendé, je n'ai rien changé de ma tenue. Nous avons frisé les 30 °C aujourd'hui et je me suis trouvée à l'aise de porter une camisole d'été un peu bavarde. Entendons-nous, rien d'extravagant, mais de quoi apercevoir la naissance d'une poitrine encore convenable. Me voilà derrière le fauteuil à pousser en me demandant s'il est décent dans cette fonction d'exposer ces allures guillerettes. Je croise au passage une dame d'un âge certain encore plus osée que moi. Shorts moulants et corsage beaucoup trop explicite. Je remballe mes scrupules et respire. Tourne, tourne... Je pousse allégrement.

Coup de chance, une table sur le trottoir vient de se libérer au restaurant convoité. C'est la veine. Je n'aurais jamais espéré dîner là et savourer ce plat de pâtes que j'adore. Lorsque je demande si cette table est libre, je perçois un soupçon d'hésitation chez le garçon. Il finit par tirer une chaise. Moi, je ferme les yeux sur le délai, toujours portée par la bonne fortune qui nous avait réservé cette place de choix, si facilement accessible. Me voilà d'attaque, et d'un frein, et de l'autre, et d'un appuie-pied et du deuxième, je cale les roues, sors la serviette de fantaisie pour protéger la chemise, et m'assois. Autour, on nous observe. Je me fais discrète et prends le moins de place possible. Je n'ai pas le temps de savourer l'instant ni la place que le garçon est planté comme un piquet, carnet de commande à la main. Je n'ai pas encore le temps de dire à mon homme : « Qu'est-ce qu'on est bien... qu'il fait bon ce soir, c'est l'Italie... » que les fettuccinis nous apparaissent sous le nez.

Nous sommes placés face à face, pas question de m'occuper de Michel sans me lever. De toute évidence, à cette heure-ci du soir, il sera trop fatigué pour manger seul. De façon générale, cela ne me gêne pas de lui porter assistance. Mais ce soir, parmi ces gens qui ont fait le nécessaire pour « sortir », bijoux et toilettes, je me sens déplacée. Comme si nous nous imposions. Nous sommes en pleine rupture avec une culture qui a ses droits, mais qui tolère mal, me semble-t-il, le spectacle de ceux qui font tache. Fussent-ils les plus créateurs d'entre eux. J'ai le pénible sentiment d'imposer Michel et son incapacité à la légèreté des autres.

Pour épargner les dîneurs, je me place à la gauche de mon pauvre homme : je tente de cacher le geste. Cela m'oblige à me servir de ma main bêche. Je suis maladroite. Je ne vois pas comment je peux faire l'économie de ce va-et-vient entre mon assiette et la sienne. J'éprouve une gêne qui ressemble à une certaine honte. C'est ridicule, je le sais. Je suis peut-être la seule à échafauder cette projection. Puis ce nez qui coule, qu'il faut éponger aux cinq minutes. Et comment se faire discrète quand on est seule, parmi ces convives, à se lever aux trois bouchées pour assurer la cadence de l'autre? Entre-temps, les clients se bousculent. On réclame la prochaine table, on regarde l'état d'avancement des travaux dans les assiettes. J'accélère le débit.

Nous nous abstenons du dessert et du café au profit du restaurant voisin qui regorge d'enfants. Les marchands de crème glacée sont les refuges des petits dont nous sommes. Et je suis horriblement habitée par cet homme que j'ai vu hier à la télé et qui a fait sa marque dans la défense des droits des personnes handicapées. Un grand grabataire, un très grand grabataire, devenu si petit. Une tête, une cage thoracique, puis quelques appendices bizarres en guise de bras et de jambes. En civière, à cœur de jour et de nuit. Aurait-il eu sa place en cette soirée divine pour qu'on lui serve une platée bien rebondie de pâtes dont la sauce coule sur le menton? Où donc est la limite? Et que faire, que dire de ce malaise qui n'a pas lieu d'être, mais qui s'insinue, que je le veuille ou non?

De retour à la maison, Michel au lit, je suis assise sur mon balcon à mariner dans ma grisaille quand s'ouvre la porte d'à côté. Les filles de Roger, notre bon voisin du dessus, sont venues saluer leur père après dîner. Elles me disent leur émotion de nous avoir vus aussi amoureux, Michel et moi. Je suis saisie. Submergée par mon trouble, je n'ai rien vu; le hasard nous avait placés quasi côte à côte sur la terrasse du café! Je n'ai rien vu de leur solidarité. C'est pour dire... Quand la vie vous loge dans l'interstice entre deux cultures qui s'affrontent, il n'y a pas long à faire pour fantasmer sur le rejet. Ce qui aurait pu, sans doute, être point de contact entre mes concitoyens et nous est devenu tranchée. Je le regrette.

La chaleur. Les tenues légères et la peau bronzée.

Adepte des terrasses, je m'adonne à regarder les hommes.

Qui, dans cette assemblée de flâneurs, pourrait appeler en moi

ne serait-ce qu'un mince désir de communiquer? Je n'en trouve pas.

Je compare et personne, personne ne rivalise avec toi.

Je prends tout de même la stricte résolution de consacrer

chaque matin quelques minutes à me maquiller.

Je vais dès aujourd'hui acheter rouges à lèvres et mascara.

Puis, un régime, léger, va sans dire, ne me ferait pas de tort.

On ne sait jamais…

Jupe gitane et chapeau de paille

Être femme, encore, malgré tout. Jouer de charme, pour voir...
Vient un jour où la nature piétine et réclame ses droits.
Question d'identité, reflux de sensualité, rêve de compagnonnage. Réveil!

Mon amour, mon mari, mon petit. Aujourd'hui, j'ai croisé un homme qui m'a plu. C'est la première fois depuis six ans. Un artiste. Une belle tête. De toute évidence, un homme qui aime les femmes. Il assurait la permanence d'une exposition de peinture. Il n'avait donc pas grand-chose à faire, sinon que d'accueillir les visiteurs. Je m'avançais vers la galerie, seule, un peu timide. J'aurais voulu qu'il y ait du monde. Il n'y avait personne à cette heure-là de l'après-midi. J'étais en vacances, j'avais mis ma jupe longue un peu gitane. En quittant la maison, j'avais attrapé mon petit chapeau de paille qui cache l'essentiel de mes cheveux gris.

Voyant ma réserve, l'artiste est venu d'emblée me souhaiter la bienvenue. Il m'a souri comme un homme sourit à une femme. Je lui ai répondu, fière d'avoir enfoncé mon chapeau sur mes mèches grises. J'ai pris mon temps, déambulé devant chaque toile et lu dans le détail toutes les légendes. Ce n'est pas mon habitude. Un couple est arrivé, puis des Américains franchement intéressés à faire des affaires. Je me suis attardée sur la vue imprenable à cet endroit, puis je suis repartie vers mon chalet. C'était la première fois que j'éprouvais une petite émotion devant un mâle qui me gratifiait d'un sourire. En prenant l'apéro sur la terrasse, j'ai pensé que, peut-être, un soir, un homme...

Qu'est devenue ma part d'amour ? Où sont passés mes atours et mon sourire ? Depuis tant d'années que je suis engagée dans cette exigeante fidélité amoureuse, la maternité n'a-t-elle pas remplacé la féminité entre toi et moi ? De jour en jour, « mon amour » glisse vers « mon petit ». Je guette tes élans de tendresse, les stocke, et me déclare comblée, nourrie. Il est vrai que tu n'as pas ton pareil pour me couvrir d'un velours qui a le don de me chavirer le cœur.

Je suis *ta* femme, j'en oublie que je suis *une* femme tant les soins et les jours qui nous sont comptés remplissent tout mon univers. Je suis arrivée à ne plus entendre mon cœur. Il s'isole, ne sait plus parler à l'autre, celui qui répond, qui partage, qui confronte. Mon cœur se console de bonté, il ferme les yeux sur le besoin de contact qui repose au grenier, il ne sait plus dire « encore, encore ! » et il se demande s'il pourra un jour rêver.

Je me rends à l'évidence, d'un polichinelle qui t'amuse à la berceuse qui t'endort, tu n'es plus mon partenaire. Mon devoir de fidélité est dorénavant de te protéger. De te défendre, de veiller sur toi, mon tout-petit. Mais du vœu de chasteté, du devoir d'isolement du monde des hommes, je sens que je me libère avec tristesse. Comme on renonce à celui que l'on avait choisi, que l'on voudrait choisir encore et qui ne répond plus. Pour cause de retrait, pour cause d'incommunication, pour cause d'altération de la nature. Tu n'es plus celui que j'ai connu, qui m'a appris à t'aimer, qui avait trois idées de génie par semaine et qui stimulait ma créativité.

En suis-je réduite à emprunter la voie de ton processus de dégénérescence en matière de relation amoureuse ? J'en suis venue à craindre celui-là qui va oser me ravir à ton allégeance, s'il venait à venir. Suis-je encore vivante ? capable d'ouverture? prête à me laisser fondre dans l'insistance d'un regard? Ma main sait-elle encore accueillir celle de l'autre sans se retirer, dans l'effroi de rouvrir le goût du désir?

Si je retournais demain revisiter ces œuvres que, tout compte fait, j'ai sans doute mal appréciées... Je porterais ma jupe de gitane et mon petit chapeau. Je me prélasserais dans le charme de me sentir femme à nouveau et, si j'osais, découvrirais une mèche de mes cheveux gris. Pour voir...

J'oserais tout ça, sans te quitter pour autant, mon amour, mon petit.

Souvenir d'il y a deux ans maintenant. Je décide de «revamper»
la moitié de la maison qui en a un criant besoin après
ces années de négligence. Pour me laisser toute liberté d'action,
ton aîné t'emmène à Baie-Saint-Paul. Pauvre Pascal!
Complètement épuisé au retour, déboussolé parce que
tu as voulu passer par Paris pour rentrer à Montréal.
Obligé d'arrêter sur l'autoroute pour tenter de te raisonner.
Rien à faire. Épisode délirant.

Et si la main qui soigne
se laissait à son tour caresser ?

Dans l'ordinaire des soins qui deviennent de plus en plus lourds,
on en vient à croire que l'autre, qui s'affaiblit,
ne peut plus être source de sollicitude. Erreur!

Il a fait beau hier, contre toute prédiction. Premier dimanche de mai, jour de répit après une semaine on ne peut plus chargée. Pendant la sieste de l'homme, j'ai jardiné – coupé des branches, émondé des rejetons, taillé les rosiers, arraché les mauvaises herbes. Comme toujours lorsque je mets les mains dans la terre au printemps, je ne sais plus m'arrêter. Jusqu'à la nuit tombée, je sarcle et m'acharne. Le soir venu, Michel aurait dû dormir depuis longtemps. Je l'ai négligé, éperdue de labourages. Après le repas, je l'ai installé sur le balcon pour besogner à satiété, pour qu'il puisse me suivre des yeux comme il en a l'habitude. À quatre pattes derrière les cèdres, je lui parlais pour qu'il me sache là. Puis, à bout de forces, fière de ma fatigue, plus que méritante de mon repos, je suis venue m'asseoir à ses côtés.

On ne se parle plus guère. Toute conversation entre nous est dorénavant entreprise du passé. Mais on est ensemble. On «est avec» et ça suffit. Ce soir d'hier donc, l'idée m'a prise de déposer mes pieds sur ses genoux. C'était la première fois que j'avais ce mouvement sans même l'avoir prémédité. Il a ri, amusé de la manœuvre. Il a mis les mains sur mes pieds, comme avant. Et l'idée m'est venue: «Masse-moi les pieds, je suis si fatiguée. » « J'ai appris à faire ça. » « Ah bon ? Où ça, que tu as appris ? » « À la guerre. » Silence, qui durera tout le temps qu'il glissera ses mains sur mes pieds en guenille.

Michel frôle plus qu'il ne masse. Il n'a plus beaucoup de force, mon pauvre homme. Mais la tendresse, ah ! la tendresse ! Il n'a plus d'inhibition et lui donne libre cours. Ses doigts chuchotent, méditent sur la cheville, embrassent, cajolent l'arche et je ne sens plus que cette main amoureuse qui fait son travail, comme il a appris à le faire durant la guerre, dit-il. C'est un souffle plus qu'une main qui lisse ma peau, un regard plus qu'une pression qui pétrit mes pauvres muscles hors d'usage. Moi, je savoure, abandonnée à cette méditation sensuelle que me procure encore cet homme dont on dit qu'il existe à peine.

Nous sommes demeurés ainsi sans dire un mot, le temps d'avoir froid. Il a bien fallu rentrer. Transportée, je l'ai mis au lit, caressé à mon tour. Il m'a regardée, de toute évidence comblé. En fermant les yeux, il a chuchoté : « Je t'ai fait du bien. » Je n'avais pas quitté sa chambre que je l'entendais déjà dormir. Michel dort fort. Son souffle est devenu ma pendule, mon repère, mon signe vital. Je viens de comprendre que, moi, qui le soigne à cœur d'année, je lui donne peu de chances de prendre soin de moi à son tour. Aurais-je donc tenu pour acquis que, dans l'antichambre où il se trouve, il serait privé de sollicitude ?

Au réveil ce matin, il m'a regardée, ébahi : « On a gagné, nous deux. » « On a gagné quoi, au juste ? » « La guerre. »

Voilà venir l'automne et, avec lui, certaines décisions à prendre. Saison des
grippes, et des risques de pneumonies.

Vaccins et antibiotiques. Que faire ? Soins de confort ou
traitements curatifs, voire préventifs ? Où commence
l'acharnement thérapeutique ? Est-il péché de faire confiance
à la nature sans autre arsenal pour en contrarier le cours ?
Est-il sacrilège de seulement poser la question ?
Quelle est la part de la conscience dans l'essence de l'homme ?
Que faire quand cette faculté de conscience est à ce point altérée ?
A-t-on le droit de prolonger le cours des choses ?
Et a-t-on le droit de ne pas le faire ?

Pourquoi

Dans l'univers de la maladie et du deuil, il existe une question
qu'il est interdit de poser : pourquoi ?
S'y risquer ouvre l'antre de l'insaisissable.
Est-ce pour autant stérile ?

Aujourd'hui, Baie-Saint-Paul est riante. C'est partout le calme. Calme de février. Mon sixième hiver à m'offrir une évasion de toi, mon mari. Assise au bout de la table à en finir avec mon bol de céréales et mon café, je regarde la baie. Se superposent sur les rondeurs de cette montagne qui se jette dans la mer le souvenir de ta main qui tient le crayon, légèrement recourbée vers toi, longue main fine et noble, la main d'un artiste. Tu savais peindre, tu savais dessiner. Dérive... et voilà que je m'imagine, moi, aujourd'hui, devant ma toile blanche, si j'osais. Je ne vois rien d'autre qu'un geste, un seul. Une grosse brosse gorgée d'huile noire, un élan, et un grand coup, un seul, un grand coup sec sur l'immaculée. Un râle en guise d'accompagnement. Un grand coup hurlé. En son centre. Oui, bien centrée. Une tache, une seule. Une éclaboussure. L'irruption de la nuit. Ce serait le titre.

Je ne peux plus détacher mon esprit de cette tache. Elle contient le pourquoi. Non pas la réponse. Seulement la question. Qui restera sans réponse. Ces questions sans réponses ont-elles le droit d'exister ? Ma nature peut-elle se résigner à poser la question sans produire la réponse ? En être un jour réduite à ne plus espérer de réponse à une question d'existence. N'est-ce pas la fin de tout? Pourquoi? Comment? Quand? Silence! Les parents qui ont perdu un petit savent cela.

À quoi ça sert une question qui ne contient pas de réponse? Je marche dans le rang Saint-Antoine et je scrute le sol. À quoi ça sert une question qui n'appelle pas de réponse? J'ai envie de me rebiffer, d'opter pour l'absurde. Voter la mort, attendre le sort, trouver refuge dans le dépit. Marche encore un peu, laisse travailler la question. Serait-elle, elle aussi, la réponse? Dieu sait combien de questions sans réponses ont fait leur œuvre en moi. Pour peu qu'on les laisse faire leur œuvre. Ces grands pourquoi de l'existence, ces pourquoi-moi, pourquoi-lui, pourquoi-si-jeune-si-vieux-si-tôt auraient, paraît-il, leur raison d'être. Précisément parce qu'ils ne connaissent pas de dénouement. Parce qu'ils commandent l'abandon, l'ouverture, la foi en la vie. Parce qu'ils exigent de nous cette vigilance tranquille qui met la conscience à l'affût du sourd changement. Mue qui tisse sa trame sans nous, sans le labeur du raisonnement. Qui opère dans le consentement existentiel de l'être, confiant son devenir à l'œuvre de l'inexplicable et de l'insondable.

Laisser travailler en soi l'inexpliqué. Oublier les ambitions, les classifications et les démonstrations au vestiaire des collèges. Permettre qu'un brin de sagesse s'empare de nous. Grand mystère en nos vies, de cette trajectoire qui nous échappe, malgré les pathétiques efforts de maîtrise de soi auxquels nous nous sommes livrés depuis l'âge des Belles Lettres et de la Rhétorique.

Un mouvement qui définit mon existence à mon insu, qui échappe à mon entendement et qui, au nom du mystère de la destinée, devait sculpter malgré moi le grand ouvrage de vivre.

À l'âge de la confirmation, on m'a convaincue de croire au mystère. Mystère de la Sainte Trinité, de la Résurrection, de l'Assomption, de la Transsubstantiation… C'était au nom de la foi, adhésion nébuleuse à quelque magique transformation. On ne m'a jamais expliqué que mon existence même tenait du mystère. Encore plus son évolution. On s'est bien gardé de me révéler que le déroulement de ma vie allait répondre à un ordre du monde qui devait m'échapper pour agir, sans pour autant relever de la volonté d'un Autre.

Silence de ma tache noire et profonde, insondable gouffre sans fond, l'irruption de la nuit, de ma nuit. Féconde nuit, exigeante nuit, pathétique nuit. Faire alliance avec toi, te laisser en moi besogner, te laisser ramper dans le dédale de mes misérables tentatives de contrôle et, finalement, céder à ton œuvre comme un enfant prend la main pour avancer, comme une femme qui accouche s'en remet au forage de son petit qui va naître.

Constance du mystère dans ma vie. Énigme de ta maladie, secret à tout jamais de ta réalité de vivre. Le mystère comme principe d'organisation, mystère qui vient à bout de mes derniers contreforts, de mes maigres efforts de recherche de sens, à tout prix. Fermer les yeux, cesser d'essayer de comprendre ce qui se passe dans ta tête, admettre, céder, consentir à l'innommable, lui donner droit de cité, permis de travail. Laisser mon chemin se révéler à moi, cesser de le tracer. Émanation d'un mystère qui engendre l'étonnement de vivre, organisation d'un monde qui est le mien, qui est le tien et que je ne connais pas, que je ne dois pas connaître… pas encore.

Francine arrive un matin parée comme une dame.

Elle sort ce soir. Élégante en ce jeudi tout à fait ordinaire.

Je suis encore au lit, me prélasse un peu, sachant qu'elle sait très bien

y faire avec toi. J'entends le son des roulettes sur le plancher,

puis ronron du moteur. C'est le lève-personne qui fait son boulot.

Toi, rivé aux crochets de l'engin, soutenu dans ton filet, suspendu

au-dessus de ton lit, tu t'accroches à la cigogne

qui va te déposer dans ton fauteuil. C'est le moment que je choisis pour faire

irruption dans la chambre et souhaiter la bienvenue du matin.

«Regarde, me dit Francine, je porte les boucles d'oreilles que Marie-Sybille

m'a offertes pour mon anniversaire.» «Magnifiques!

Et tellement bien assorties à ta veste. C'est très beau, ces couleurs...

Où as-tu pris ta blouse? J'en cherche une, moi aussi, dans ce tissu-là...»

Et blablabla, et falbala, chiffons et dentelles,

quand on entend soudain: «Mais j'attends, moi!» Horreur! Dans nos frivolités,

nous t'avons oublié suspendu dans les airs. On s'affaire

toutes les deux, on te plaint, on s'excuse, je bats sa coulpe,

elle bat la mienne, ni elle ni moi n'en revenons d'avoir à ce point

manqué de sollicitude. De toute évidence, tu es ravi et tu ris

de nous voir ainsi complices. Petit moment d'égarement, d'inconcevable

négligence, de gaieté folle. C'est notre petit quotidien.

Rêver du secours de Dieu

Certains jours engendrent avec le crépuscule leurs nébuleuses.
C'est la quête qui est à l'œuvre, cruelle, angoissante, le seuil de la détresse.
On voudrait croire, s'en référer à l'Autre, juste pour avoir moins mal,
juste pour remettre en d'autres mains le sort de l'aimé.
Puis, voilà qu'au cœur de la nuit qui flambe, une étincelle...

La nuit dernière, j'ai laissé ma conscience « fermer le bureau » dans l'attente d'un endormissement qui n'est pas venu. Sans doute attisée par les lectures en suspens sur ma table – Matthew Fox[17], Olivier Clément[18] –, je me suis laissée dériver. Je me suis laissée tenter par l'idée d'invoquer Dieu. Pour être moins seule. Pour remettre en d'autres mains le sort de ma part d'amour en ce monde. Je jongle avec cette contradiction qui couve en moi. Quête de spiritualité que je me suis acharnée à bâtir en dehors des Églises. Ce forage de mon être qui parfois me réconforte, résolue que je suis à me fier à son œuvre pour trouver une issue dans la seule densité de ma vie intérieure. Voilà qu'aujourd'hui cette foi en moi me livre à l'abandon. L'âge peut-être, la maladie, l'imminence de la mort... je me laisse tenter, moi aussi, par l'élévation d'une pensée qui pourrait m'apporter autre chose que des aménagements de comportements, aussi souples et généreux soient-ils.

---

17. Matthew Fox, *La grâce originelle*, Montréal, Bellarmin, 1995.
18. Olivier Clément, *Mémoires d'espérance*, Paris, DDB, 2003.

Je cherche… je m'acharne, sans encore me lasser, à faire germer de nouveau, comme si je n'y avais pas définitivement renoncé, les semences de ma foi d'enfant. C'est en vain. Je fouille les auteurs qui nourriraient, sinon apaiseraient, ma quête. J'y trouve un Dieu extérieur à moi, avec lequel je ne me reconnais aucune filiation. Ma spiritualité humaniste ne trouve que peu d'échos dans la littérature, sinon que de pâles interprétations psy récupératrices qui m'énervent plus qu'elles ne m'inspirent.

Qui est ce Dieu qui semble réconforter mes semblables ? En suis-je privée ? M'en suis-je dessaisie croyant le remplacer ? Comment l'invoquer pour me consoler, sans renier le parcours de ma vie ? Ultime prétention ou courage d'être soi ? Quelle est cette présence à laquelle je m'agrippe parfois, que j'implore aux heures de naufrage, ce souffle au cœur dont je ne peux nier l'existence ?

J'en suis là dans ma dérive quand s'impose à moi une image de braise. Sentiment de sécurité. Une angoisse qui s'apaise. Une poitrine qui recommence à respirer. Une flamme me tient vivante. Je la sens qui crépite, cette braise, visible seulement dans l'obscurité de mon enfer. Elle couve en moi. Très vive flamme. Éternelle, ardente, fidèle. Je ne suis que brasier. Le lieu, la couveuse. Ce feu de vie est le seul que j'ai. C'est mon *focus*, mon *anima*. Peux-tu, mon âme, t'éteindre, à l'improviste me faire défaut ? Te mourir en moi à une heure où sans ton secours je me dissous ? Mon être se fragilise et de cette fragilité même tire sa force. Rien, tout à coup, ne me paraît plus précieux que ce tison.

Une flamme comme un instinct, un instinct de vie jamais éprouvé de la sorte. Comment expliquer autrement ces coups de ressort que j'ai connus ces dernières années, alors que tout autour de moi aurait justifié que je sombre ? Il fallait bien quelque part que l'étincelle tienne lieu de veilleuse. Talent de vivre qui réchauffe, un goût de soi qui dure, dure. J'aime penser que je suis cet espace qui abrite un germe de vie qui ne meurt pas, pas encore du moins. Qui m'a préexisté, qui a présidé à l'émergence de la femme vivante que je suis demeurée, malgré tout. Qui survit aux atteintes de l'effroi d'aimer. Germe de vie qui a résisté à tous les mauvais traitements dont mes ambitions, mes manœuvres et mes plans ont pu le menacer. Flamme qui sait, elle, qui je suis, et qui n'a pas encore démissionné de me convertir à moi-même.

Feu de braise qui assume sa part de destruction. Débouter les manœuvres séductrices de l'instinct de mort, calciner les obstacles à se vivre vraie. Purification par le feu qui consume, qui assume. Qui intègre le deuil d'une part de soi. Flamme veilleuse, lueur plus que lumière. De quoi soutenir quand le souffrir l'emporte sur le mourir ou que le mourir l'emporte sur le souffrir.

Braise éternelle qui s'attise aux vents des douleurs, aux brises du bonheur, qui lèche et menace, ardente comme vivante. Flamme éternelle qui m'a précédée, qui me survivra.

Et si cette lumière que je cherche avait toujours été là, flambant, se consumant, s'attisant, braise plutôt que foudre, lueur plus qu'éclair, étincelle sans cesse réanimée ? Pourquoi chercher ailleurs l'origine de ma vocation d'être ardente ? Instinct de vie que certains invoquent au nom de Dieu ! D'où me vient donc, dans ce pays de douleur, cette ardeur de vivre qui étonne, qui m'étonne ?

Je voudrais tout noter de ce que l'on vit depuis cinq ans.

Pourquoi ? J'ai déjà tant donné sur ce sujet avec ma mère[19].

Tout est différent avec toi. Je n'ai rien senti de cette manière avec elle.

C'est à travers toi que je prends conscience

de ce qu'elle a pu vivre, ma pauvre petite !

On parle toujours de toi en disant «pauvre petit».

Toi qui as toujours été le plus grand, le plus solide,

parfois même l'inébranlable. Gibraltar ! J'aurais tant voulu

par moments te toucher, creuser la brèche, te vulnérabiliser.

La fragilité, c'était mon rayon, pas le tien. Et maintenant…

---

19. *La mère d'Édith*, Montréal, Libre Expression, 1983.

La Belle au bois dormant ou l'urgence de se laisser corps et âme toucher

Eh bien, oui! Il arrive que la vertu soit mise à l'épreuve.
Faut-il pour autant se soustraire à la tentation
d'être femme de nouveau?

J'ai reçu un splendide bouquet de fleurs la semaine dernière. De la part d'un presque inconnu. Ce bouquet m'était adressé, à moi, gratuitement, sans référence au fait que je sois devenue l'héroïque conjointe d'un malade d'Alzheimer. À la source de cette audace, l'écho, chez un homme, de mon dernier livre. J'en ai été bouleversée.

Dieu sait que j'en ai reçu, des fleurs, ces dernières années! Et que je sais les recevoir quand les circonstances le justifient. Mon anniversaire, par exemple. Mais ce bouquet-là avait quelque chose de particulier. C'était sans jubilé, ni collation de grades, ni célébration. En un parfum, deux lys et trois roses, c'est ma nature endormie qui s'est réveillée. Et avec elle, l'énorme chantier qui consiste à garder tranquilles mes besoins, mes désirs. Entendons-nous, je ne parle même pas ici de la femme, chaste et recluse depuis tant d'années. Je parle seulement de celle-là qui donne des soins sans ressentir combien la réciproque la regarde. Celle-là qui, de problèmes à solutions, finit par croire qu'elle se passe assez bien, merci, de tout ce qu'elle prodigue à cœur de jour: la tendresse, la présence, la patience et la bonté. Je parle de celle-là qui se languit derrière les bannières du courage et de l'efficacité, et qui se garde bien de faire le tour de ses abstinences. Elle n'en parle pas, n'en rêve pas, n'y pense même pas.

Je ne suis pas la seule. Je pense à toutes ces femmes, et, pourquoi pas, à ces hommes, qui, comme moi, ont la capacité de faire face, de s'organiser, de composer avec l'indescriptible. La plupart ont développé ce premier réflexe de refuser la main tendue, de se dérober à la douceur de l'enveloppement, de s'esquiver quand il faudrait accueillir, pis encore, demander.

Voilà où m'a propulsée cette gerbe de nature. Réveiller le besoin, ouvrir le vide, avouer la vulnérabilité. J'ai toujours su que ma part manquante allait un jour se réveiller. Je l'ai redoutée, je l'ai repoussée tant que j'ai pu. Aujourd'hui, après plus de six ans de carême, je claque des dents à l'idée que mon noyau dur pourrait se fêler.

Mais est survenu ce bouquet de fleurs, qui a fait de moi une égarée, une pure désemparée…

Pourquoi pas vivre de cette simplicité de l'être qui reçoit, qui demande et qui, en retour, apprécie sans payer son dû? Extraire à tout jamais le « rendre » du « prendre ». Accueillir le bon gratuitement. Glaner ce qu'il faut de lumière du jour pour chasser les fantômes de la nuit. Se fier à son regard, à la beauté d'un visage lumineux pour dire merci, sans remettre en question le mérite, ni le droit, ni le raisonnable, encore moins le convenable. Accueillir comme on ouvre une porte, s'asseoir à table sans y être formellement invitée dans la seule jouissance d'être celle-là qui a été choisie, ce jour-là, à cette heure-là, sans trois bonnes raisons pour le justifier.

À me voir aussi sourde à moi-même, j'éprouve une grande tristesse. Que cette tristesse ne soit pas vaine! Qu'elle secoue ma torpeur! Qu'elle m'invite à lâcher l'écran de mon courage pour laisser vivre la langueur qui se cache derrière! Et pleure, pleure, ma fille, sur ces mains tendues que tu n'as pas prises et sur ces petits bonheurs innocents dont tu as privé ceux qui voulaient t'offrir un bouquet de fleurs.

Petit drame dont j'ai la nostalgie. Qui serait impensable maintenant.
Tu me disais : « C'est l'école aujourd'hui ? » L'école, c'est
le centre de jour. Un lundi, téléphone en pleine heure du midi.
Tu as oublié ton sac à dos dans l'autobus. Il n'y a rien
dans ce sac à dos. Tu pleures à gros sanglots. « Mais oui, mon amour,
on le retrouvera, ton sac à dos. Je vais tout arranger
avec le chauffeur. » Une personne témoin de notre conversation
me dit : « C'est votre petit-fils ? » Tu es revenu, le visage défait,
ton petit sac à dos dans la main, objet transitionnel
entre la maison et l'ailleurs. Ultime symbole de tout ton avoir.
Il faut comprendre que, même vide, ce n'est pas rien, ce sac à dos !

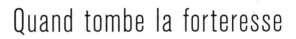

Quand tombe la forteresse

Il suffit d'une étincelle pour que s'effondre l'héroïque qui tient l'autre vivant à bout de bras. La fascination de couler avec l'aimé peut dissimuler l'imminence d'une nécessaire séparation.

On dit à ceux qui visitent les orphelins de s'abstenir s'ils ne peuvent tenir leur engagement. Amorcer un lien fait émerger le manque, ravive la carence. Il y a des plaies qui dorment, dont on ne souffre pas… à condition de ne plus bouger. Tout s'aménage alors pour ne rien réveiller. On s'invente une philosophie qui convient, on se console dans le compromis et surtout, surtout, on se garde bien de rêver de ce qui n'est plus. Il suffit parfois d'un regard tendre, d'une main qui s'attarde, et voilà que la cicatrice s'ouvre et se met à suinter.

Depuis des années, je reste à l'écart. Je monte la garde, me couche tôt, m'exile seule, m'acharne à trouver nourrissante ma solitude. J'apprivoise sans les redouter les rives du renoncement et je détourne la tête quand je vois une femme prendre le bras de son homme ou causer boustifaille avec lui en vue des douceurs du dimanche midi. J'ai déjà éprouvé, déjà profité, c'est une chance que d'autres ne connaissent pas. Sois raisonnable, ma fille !

Mais voilà que, raisonnable ou pas, l'échafaudage précaire qui me tient lieu de plancher depuis des années tangue aux vents d'un redoux que je n'avais pas vu venir. Je me suis laissée aller à rêver d'un réveil du cœur et du corps. Convoiter cet émoi qui n'a plus depuis longtemps de passeport chez moi, et habiter de nouveau cette chair évanouie qui montre des signes de réanimation. Savoir, sans encore trancher, que celui-là qui a osé remuer les cendres est sans doute l'instrument d'une évolution qui tardait à venir, qui devait venir ; qu'il ne remplace personne, qu'il se trouve là, seulement là, avec ce qu'il faut de bonté et de respect ; que l'éclosion était imminente et incontournable et que ni lui ni moi ne sommes sans doute destinés à un avenir ; que l'un et l'autre ne sont l'un pour l'autre que facteurs de vie. Sois lucide, ma fille !

Assise au bout de la table, je déambule dans le labyrinthe des possibles et des impossibles. J'oscille à droite, vacille à gauche, je capitule ou m'abandonne. Je contemple en silence et à perte de vue ce fleuve, et son Isle-aux-Coudres. Puis, dans la splendeur de Cap-aux-Corbeaux, que Michel a si souvent inventé et réinventé sur sa toile, sans prévenir, voilà que les vannes cèdent. Depuis des années, je ne sanglote plus. Il m'arrive bien de me rompre, mais aussitôt dit, je reprends ce qu'il me reste de souffle et je continue. Là, dans cette vulnérabilité nouvelle qui me pétrit ces derniers jours, je me répands. Davantage perdue, davantage d'aplomb, je pagaye entre stupeur et plénitude. Toute à l'étonnement de ce réveil brutal qui menace l'imprenable. La forteresse tombe à genoux devant ce qui fut, ce qui pourrait être, ce qui advient.

Il aura suffi, en effet, d'une offrande pour confondre la vaillante, qui tient à bout de bras cet autre qu'elle aime tant et qui va mourir, on ne sait quand, on ne sait où. Il m'aura suffi d'un peu de tendresse pour remettre en question ma belle réputation, mon auréole. Cet ultime don de moi-même auquel je m'abandonne depuis des années ne cache-t-il pas un acquittement intérieur de mes dettes qui absoudrait toutes mes absences, toutes mes défaillances, toutes mes abstinences ? Une pathétique quête de pardon, en quelque sorte. Se pourrait-il

– et j'en frémis – que mon dévouement cache un effort de réparation d'une vie, qui, pas mieux ni pire qu'une autre, a connu ses heures de grandeur et de mesquinerie ? Y aurait-il une part de vrai dans ce constat ? Mais ne te noircis pas trop, sois indulgente, ma fille !

L'heure pourrait être venue de me délester de ma vertu et du devoir. Consentir, à une étape où le chemin parcouru m'y autorise, à l'enchantement du goût de soi. Me laisser fondre, me laisser seulement consoler... Rêver d'un pré plus tendre, d'une accalmie dans la tourmente des responsabilités. Fermer les yeux et humer ce printemps qui advient, qui pourrait revenir, et le reconnaître ailleurs que là où je croyais l'atteindre.

Ébahissement de me découvrir vibrante, depuis presque sept ans emmurée dans la stérilité ; éblouissement de tâter de ma liberté alors qu'enchaînée je pensais avoir choisi. Et renoncer à sauver l'autre, fût-ce mon enfant, mon mari, mon amour.

Te sauver, échapper jusqu'au bout de mes forces à l'hébergement, en aurais-je fait une performance ? L'heure ne serait-elle pas venue de me délivrer de cette toute-puissance qui a pu me faire croire, un jour, que j'avais le pouvoir d'insuffler âme et vie à mes proches ? Contrat tacite qui dispose de moi à mon insu et qui me farcit de l'illusion de réparer ma douleur, de la rendre concevable. Pensant faire l'économie d'un deuil insurmontable, je me suis convaincue qu'à prendre charge de la condition de l'autre, je lui survivrais sans souffrir.

Serions-nous, toi et moi, mon amour, occupés à nous enchaîner l'un à l'autre ? Comment savoir à quel point mon incapacité à me séparer de toi te garde là, dans une condition de vie précaire, emprisonné dans la durée de survivre ? Se pourrait-il, mon Dieu ! que je prolonge ton existence par culpabilité de prendre mon envol sans toi ?

J'ai toujours espéré que la nature allait s'occuper de toi et te ravir à mes soins sans exiger de quittance. Te quitter, me séparer de toi en te confiant aux autres. C'est ça, la quittance. Payer ma dette jusqu'à me rompre. Se peut-il que Dante ait pris la place de Dieu en moi? Qu'il m'ouvre les portes de cette descente aux enfers et qu'il m'exhorte à me séparer de toi plutôt qu'à te garder? Te laisser partir pour t'affranchir, non pas t'abandonner, t'autoriser à suivre ton cours et moi le mien. Cruelle, impitoyable et fascinante exigence de vivre!

«*Es-tu morte, toi?*» Abasourdie, je te regarde :

«*Mais non, tu vois bien que je suis en vie. Et toi, es-tu mort?*»

«*Ah! Oui, moi, je suis un peu mort.*»

Divine culture du lâcher-prise : parlons-en !

On s'en réfère aux humanistes. On essaie de se convaincre
de s'abandonner aux vertus du moment présent.
Jusqu'au jour où la révolte, la vraie, la transcendantale, met hors d'état
de nuire toutes ces exhortations au dépassement de soi.

Il paraît qu'il devrait suffire de s'abandonner à vivre. Habiter le moment présent, accueillir avant d'espérer. Surtout, ne plus attendre! Garder le cœur ouvert à l'advenir plus qu'à l'avenir, laisser se produire le voyage, cesser de contrôler l'événement, et patati et patata...

Depuis trente ans, je laboure mon intérieur pour atteindre, un tant soit peu, ce flegme de vivre. J'analyse, je me déconditionne, je bats ma coulpe et m'exerce à lâcher prise... j'espère! J'espère ce jour où je n'espérerai plus. J'attends l'heure où la bascule va me propulser dans cette dimension du monde hors de toute attente, sagesse, dit-on, de ceux qui glanent et ne labourent plus. Moi, je ne suis pas de ce naturel décontracté, les narines en l'air et les mains ouvertes sur les restants du monde. Je planifie lorsqu'il faut organiser, je classe pour y voir clair dans mes comptes, je calcule quand j'ai peur d'en manquer, je prépare quand j'anticipe le débordement, et je turbine quand la confusion s'empare de mon entendement. Je cherche à comprendre, je quête un brin d'apaisement dans un éclair de sens. Quand j'y arrive, alors je respire un peu mieux, j'ai le sentiment d'enrichir ma densité et d'être mieux armée.

Dans ces états-là, je me dis que m'abandonner à la vie est, ma foi, assez facile, que c'est là la solution : accueillir, tendre la main, goûter l'instant. Et blablabla. Quand j'y arrive…

À ces discours, dont la première je me suis faite la porte-parole, je suis sourde aujourd'hui. Devant les décisions que je dois me résoudre à prendre en ce moment, devant cette vie d'homme qui repose entière entre mes mains, devant la dégénérescence neurologique, physique et mentale de mon compagnon de vie, de mon amour, de ma raison de vivre ces dernières années, devant l'inconcevable hébergement auquel nous aboutissons après toutes ces années d'espoir d'en faire l'économie, j'ai l'irrésistible envie d'être vulgaire, comme disait ma mère, quand on m'exhorte à vivre placidement… le moment présent.

J'ai envie de crier, de hurler ma peine, de m'offrir ma minute d'hystérie, mon heure s'il le faut ! J'ai besoin de faire du bruit, de déranger et de sacrer. Éclabousser, éternuer, cracher à la ronde et promener ma face défigurée de douleur en pleine rue, dans les magasins, encore mieux, dans une église, tiens !

Il y a de ces conjonctures de l'existence qui ne se défendent pas, qui ne s'expliquent pas, qui ne se prennent pas. Il paraît qu'il ne nous est rien donné de vivre que l'on ne puisse franchir. Qui a dit ça ? Quand ? Et pourquoi l'a-t-il dit ? Des vestiges de ma culture judéo-chrétienne ont presque réussi à me faire avaler la couleuvre. Ma culture psy a fait le reste, brandissant à mes aspirations de liberté celle de me mouler aux événements comme un gant se moule aux doigts. Divine culture du lâcher-prise, amen !

Moi, je vous dis qu'il y a des coups de la vie qui sont imbuvables et indigestes. On voudrait les vomir. Je sais, je sais qu'en m'exprimant ainsi, je sors de ma réserve. Je dis seulement qu'il y a des jours où ma sagesse ne tient plus le coup. Qu'à aspirer faire l'économie de la colère, on se grignote, on se flétrit, on s'achève avant l'autre. Aujourd'hui, je rue, j'éructe et je piaffe. Et je dis que c'est injuste, indigne, honteux. Je pleure, quand je peux, comme je peux, je déballe mes révoltes et je déboule avec elles. Ça fait du bruit, c'est pas beau, ça déménage. Ce n'est pas la colère qui tue. C'est le combat qu'on lui livre, en brandissant les étendards de la vertu et de la souplesse. Une colère bâillonnée tue. Une colère ravalée est un germe de maladie. Une colère refoulée ne pourra jamais donner libre cours à ce qu'elle camoufle. On me pardonnera ou non mes incohérences. Si j'avais aujourd'hui le pouvoir de massacrer l'histoire, d'en changer le cours et de cracher sur le destin, je le ferais. Bien oui, il y a des jours comme ça où la sagesse du « moment présent » est ressentie comme un leurre, une insulte au bon sens.

Pour sûr, épuisée par ma rébellion, je vais finir par me calmer. L'orage va passer, c'est une question de temps, question de décharge d'énergie. Je verrai la vague redevenir plus douce, parfois tendre. La peine reprendra ses droits. La colère cache toujours son lot de tristesse. La colère est l'ultime effort pour ne pas perdre l'amour menacé. Il y a la fureur et le chagrin. L'un et l'autre me dilatent. Par l'un et l'autre je retrouve un souffle qui me murmure à l'oreille d'accepter, de me rendre et de baisser les bras devant l'inéluctable. La voix me prend en douceur, me chuchote que j'ai raison de m'agiter et de réclamer, que je dois le faire, que ma colère doit s'emparer de mon être souffrant pour qu'il ne soit jamais tenté de se renier, de se résigner à mourir avec l'autre… et que je dois m'en remettre, passer à l'après. Cesser de me battre là où la guerre est perdue depuis longtemps. La voix me berce comme on berce un tout-petit, m'adresse les mots qui consolent et m'invite à me laisser porter par… le moment présent. Déposer une main sur ma poitrine secouée, juste m'enfler avec elle et me dilater, encore, toujours, me dilater. Pour que surgisse la vie toute simple,

comme s'ouvre au consentement la mère qui donne naissance
à celui-là qui advient, qui devient, pour peu qu'elle le laisse
s'échapper d'elle. Comme mon amour qui va s'éteindre en
dehors de moi dorénavant, comme moi qui verrai le jour en
dehors de lui, dorénavant.

Je m'exerce à vivre seule, sans toi, mon homme.

Je revisite tous ces lieux que nous avons aimés, découverts ensemble.

C'est toi qui m'as appris à reconnaître les pins maritimes.

C'est chaque fois le même émoi lorsque je m'approche de la mer.

Je répète des expériences, repère des lieux que

nous avons pratiqués ensemble, anticipe le réflexe en travers

de la gorge, le souvenir, le plus jamais, le désormais.

Rien de cela ne se passe vraiment. Je ne sais pas si je suis gelée

dans ma solitude ou tout simplement capable d'intégrer ton absence.

Dire l'angoisse
pour ne pas mourir

On pense faire l'économie de la douleur en la taisant.
Ceux qui nous aiment souffrent aussi de nous voir dans cet état.
Le plus souvent, on nous exhorte à sécher ces larmes
qui ne «changent rien à la réalité». Faux! Il y a des drames
de l'existence où le plus approprié est fait de larmes et de cris.

Depuis une heure, je m'abêtis devant des stupidités télévisées. C'est la conséquence directe d'une journée de torpeur où la fatigue accumulée reprend ses droits. Torpeur également liée à l'attente. Imminence d'un changement de vie que je n'ai pas voulu, qui s'impose, qui doit être. Tu vas partir bientôt pour un milieu de vie en établissement. Je ne sais quand, c'est pour bientôt. Qui dit attente dit aussi appréhension. Je redoute ce jour où l'on va m'appeler pour me dire que c'est demain l'admission, demain le départ, demain la séparation. Sans que je le veuille, des images défilent: dernière soirée ensemble, dernier repas à la maison, dernier coucher, dernière nuit. Et ton souffle que j'entends, que je n'entendrai plus, et ta toux et tes protestations. Une petite valise, la porte qui se referme, l'ascenseur, une dernière fois.

De tout cet imaginaire angoissé, je parle peu. Lorsque je l'évoque, on me dit presque invariablement: «Cesse donc de te tourmenter, ça ne changera rien au déroulement de l'opération. Et puis, tu te fais mal pour rien.» Je concède, je reconnais, je me tais. Et j'essaie, de mon mieux, de me changer les idées, de prendre un comprimé, d'anesthésier mon angoisse dans un coma que j'implore.

Hier, j'en ai eu assez des exhortations. À défaut d'abîmer mon entourage avec mes détresses, j'ai écrit en long et en large mes redoutances et me suis permis d'y mettre de la couleur. Bien sûr, ce qui devait arriver se produisit : en moins d'un paragraphe, les larmes ont surgi, avec elles, les sanglots. Ceux d'outre-tombe. Je l'avais cherché, je l'ai trouvé. J'étais seule, sans conséquence donc. J'ai pris le temps, j'ai laissé passer. Il ne m'en fallait pas plus pour me remettre à respirer et voir l'avenir sous un autre angle.

Pourquoi faudrait-il donc évacuer de notre expérience ce qui nourrit l'angoisse ? « Tu te fais du mal... Essaie de penser à autre chose. Les pleurs n'ont jamais changé le monde ni la réalité des choses », dit-on. Eh bien moi, je dis le contraire. Je dis qu'il ne sert à rien de contrer l'imaginaire, fût-il sombre. Autant lui donner droit d'existence puisqu'il est là. Ces scénarios-catastrophes s'accrochent dans une part de soi revêche à ce qu'on la raisonne. Autant prendre par la main ces spéculations envahissantes plutôt que de les mettre au ban. Pour qui, pour quoi leur interdire de se dire ? Pour soi ? Pour l'autre ? Oui, pour l'autre qui ne peut supporter, qui, voulant aider, se trouve réduit à l'impuissance. Et pour soi, dans la mesure où l'on perçoit comme une défaillance de se prêter aux prophéties du subconscient. Que je le veuille ou non, mon angoisse, si elle ne se nourrit pas au grand jour, le fait clandestinement.

Je ne voudrais pas ici donner à penser que je fais l'apologie de l'angoisse. Je suis trop bien servie pour savoir combien elle mine son homme, et surtout sa femme, tiens ! Mais autant l'entendre que de la museler. N'est-ce pas jusque-là le sens de « se rendre à soi-même » ? Je suis une femme angoissée. J'ai mis des années à le reconnaître, à en faire l'aveu. Il y a chez moi une note d'humiliation lorsque j'avoue que je suis d'un naturel angoissé. Comme s'il me fallait, pour être mature, avoir transcendé ces basses œuvres du tourment. Angoisse est souvent synonyme de névrose. Est-ce de la folie que de frémir pour ceux qu'on aime ? Ce spasme de l'inconnu n'est-il pas directement relié à l'attachement ? Un spasme comme une clameur qui dit : « Que vais-je devenir sans toi ? » Un archaïque réflexe d'agrippement de l'enfant à sa mère. Ou de la mère à l'enfant : « Que vas-tu devenir sans moi ? »

Je m'étonne de l'apaisement soudain qui s'étale en moi du seul fait d'avoir renversé cette question. « Que vais-je devenir sans toi ? » est maintenant : « Que vas-tu devenir sans moi ? » À la première question, je ne peux répondre de moi. À la seconde, je dis que je ne t'abandonnerai pas, que je serai là pour veiller sur toi et que ton départ va me permettre de sauvegarder la part de vie qui est en moi, qui est en nous. Qu'un choix pour une autre vie n'est pas un choix pour la mort.

Et si de la même façon je renversais mes exhortations à me changer les idées : « Tu te fais mal pour rien… » en « Tu ne te fais pas mal pour rien ». Je comprendrais alors que mon malaise est un appel. Non pas à me taire, à passer à autre chose, mais à faire parler mon tourment, à l'écouter et à franchir un pas de plus dans la traversée de mon destin. Laisser mon mal m'entraîner à la dérive plutôt que de chercher à dominer le cours des choses. Apprendre à marcher avec lui plutôt que contre lui. Certains disent que la dérive est un tort. Les artistes savent bien que, sans elle, la création n'existe pas. Et toi, mon angoisse, mon insoumise, que je m'entête à chasser, ne serais-tu pas cet appel persistant à recréer sans fin mon rapport à ce monde ?

Je suis angoissée, mon amour. Effrayée à l'idée de me déchirer dans la séparation imminente qui nous menace, toi et moi. Trente-quatre ans de vie à tes côtés. Trente-quatre ans à construire un équilibre, une fugue à deux voies qui se répondaient, qui ont perdu leur cadence maintenant. Je n'ai rien voulu de tout cela. Chaque heure de chaque jour, je dois me répéter que c'est la maladie qui en a décidé ainsi. Ni toi ni moi, mon éternel, mon à-jamais, mon toujours.

Presque chaque nuit, tu me réveilles. Il est 3-4 h du matin
et voilà que tu te mets à taper des mains en riant. Chaque fois,
je me précipite pensant que tu m'appelles. J'ouvre la porte
et tu as l'air de bonne humeur, fringant. Peut-être prends-tu la nuit
pour le jour. Il me vient à l'idée que tu t'ennuies mortellement
et c'est chaque fois la mort dans l'âme que je place
tes mains sous tes couvertures. Si elles ne sont plus
dans ton champ de vision, tu ne penses pas à applaudir.
Pour moi, c'est foutu. Je n'arrive plus à dormir.

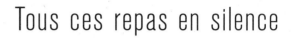

Tous ces repas en silence

La dégénérescence cognitive engendre une maladie
de la communication. Vivre seuls, à deux.

Je te parle, mon mari, pour te dire l'épouvantable sentiment de perte qui s'amorce en moi. Je sens que tu glisses tranquillement hors de moi. Tu fonds, tu t'amenuises en moi. Tu m'échappes ou je m'échappe, je ne saurais dire lequel des deux amorce le mouvement. C'est imperceptible, c'est fugace et impalpable. Il m'arrive de penser que je ne suis que ta gardienne, non plus ta femme. Que je suis ta compagnie plus que ta compagne. Que nous reste-t-il à partager? Ces longs repas en silence, tête-à-tête désemparés où, à bout de monologues, je bats en retraite et mets la radio, quand ce n'est la télévision qui prend doucement le relais de nos échanges. C'est derrière le plateau de ta chaise que tu manges et moi, derrière ma petite table d'appoint en regardant *Le plus grand cabaret du monde* que tu adores. Que sont devenus nos solidarités, nos gourmandes conversations, nos regards complices?

Je me prends à croire que nous ne sommes pas seuls dans cet isolement conjugal. Deux grandes solitudes. J'ai l'excuse de la maladie. D'autres ne l'ont pas qui se font face chaque soir, dans l'isoloir de leur silence réciproque, en deuil, eux aussi. Le savent-ils seulement? J'ai vu hier au restaurant un tel couple, ou ce qu'il est convenu d'appeler un couple. Elle réglait des rendez-vous au téléphone, il lisait son journal en attendant.

Ils ne se regardaient plus. Ils ne se parlaient plus. Il a payé, ils sont partis. Qu'est leur amour devenu ?

Savent-ils seulement que pourrait leur être arraché ce temps donné, où ils peuvent encore dire qu'ils vivent ensemble ?

Aujourd'hui, j'ai décidé de faire couper ta ligne de téléphone
et de faire disparaître le message d'accueil que tu avais enregistré.
Il m'aura fallu plus de cinq ans avant de passer à l'acte.
Je savais pourtant depuis longtemps que certaines personnes
étaient bouleversées d'entendre encore ta voix.
Moi, je n'arrivais pas à t'effacer.

Le grand ouvrage de la gueuse :
la culpabilité

Il y a une honte à faire état de sa culpabilité.
À plus forte raison si l'on a tout donné. On perd alors toute crédibilité.
Et pourtant, elle travaille, la gueuse.
La nier, alors ? Se déclarer au-dessus, absoute ?

J'ai fait de mon mieux et un peu plus. Je t'ai donné, je t'ai servi, je t'ai soigné, je t'ai langé. Je n'ai rien à me reprocher. Là où d'autres ont cédé, j'ai duré. Là où d'autres se sont révoltés, j'ai accepté. En bonne alchimiste, j'ai converti en merveille l'inconcevable. Je me suis transformée, j'ai perdu ma superbe, fait l'aveu de mon indigence, déclaré mes impuissances. Je me suis purifiée, n'ai gardé que le strict nécessaire. J'ai vieilli.

Aujourd'hui, je suis au terme du parcours. Au terme de la vie commune après l'avoir étirée de mon mieux. J'aurais souhaité une autre fin. Faire l'économie de l'ultime impuissance, du grand abandon, de soi, de l'autre. Pour cause de survie, je me rends. Eh bien, malgré les dix-huit bonnes raisons, les sept années de soins, les justifications et l'impossible largement accompli, elle veille, la sinistre ! Elle se terre dans les recoins du « privé », guette l'ouverture d'une porte et s'installe à demeure dans la chambre claire conquise à bout de forces. Elle bondit, agrippe sa proie et ne cédera rien de son emprise. Je parle de la culpabilité.

Michel revient du centre de jour. Il est fatigué. Il s'affaisse sur sa gauche, on le dirait évanoui. Puis, voilà que, dans un murmure à peine audible, lui, qui ne parle plus, échappe : « J'suis bien chez moi. » Pour sûr qu'il est bien chez lui, chez moi, chez nous ! Il n'aura fallu que cette allusion pour que l'autre, la gueuse, fasse son œuvre. Moi qui m'apprête à confier mon homme au centre de soins de longue durée. À son insu ou presque. Moi qui suis sur le point de le trahir. Malgré tous mes efforts pour expliquer, il n'arrive pas à comprendre que nous allons changer de vie. Mes tentatives en ce sens n'ont rien donné, apparemment, à ce jour. Alors, je suis seule à disposer de sa vie. Seule et coupable.

Je sais, je sais, j'ai déjà accompli l'impossible. Cela ne change rien. Coupable ! Que l'on peut couper. Qui peut être scié en deux, l'être fendu en son milieu. Au centre, une tranchée, le centre de soi tranché. De chaque côté, des forces opposées se livrent bataille. Côté jardin, mon désir de sauver ce qu'il me reste de vie ; côté cour, la mission du meilleur et du pire de ma vie conjugale. Lorsque je me sens coupable, je suis divisée. Livrée à une lutte sans fin qui gruge le noyau même de mon être. Coupable, comme capable, encore capable. Coupable comme responsable. En anglais, *response – ability*, apte à répondre, à toujours répondre.

Il y a des situations dans la vie qui sont de véritables pépinières de projections. On le sait avec les tout-petits qui ne s'expriment pas. Il faut deviner. On ne peut faire autre chose que d'interpréter. Ceux qui quittent sans s'expliquer laissent le même désarroi dans leur sillage. « Pourquoi, qu'ai-je fait ? » Certains de nos enfants qu'on aurait voulu rendre au bonheur exhalent une souffrance que l'on reçoit comme un reproche. « Que t'ai-je fait, mon enfant ? » Le terreau dans lequel je trempe en ce moment est une fourmilière de projections. Il a l'air si triste, parfois, je dis : « Il sait. » Il devient irritable, je dis : « Il m'en veut. » Il devient euphorique, je dis : « Le pauvre, il ne sait pas ! » Le germe de la culpabilité ne trouve-t-il pas son parfait engrais dans ces situations qui donnent à s'approprier ce qui ne peut être vérifié ?

Le fait de comprendre que dans le mot « coupable » il y a « couper » m'apaise. C'est une image qui fait écho à une sensation. Sensation de division en moi. Deux camps s'affrontent. Quand la guerre en soi s'acharne à gâcher le beau de ce qui est à vivre, a-t-on seulement le droit d'ouvrir le champ de bataille ? Il paraît qu'il existe un drapeau blanc que l'on peut brandir pour signifier à l'ennemi que l'on abdique. Qu'armistice n'est pas défaite. On célèbre même ce jour de trêve comme jour du souvenir ! Ce n'est pas fuir que de se rendre. Cette guerre en soi est parfois le seul signal de l'urgente nécessité d'absolution. « Halte ! je ne joue plus à cela. Je me retire et je ferme la tranchée. Je remblaye ce qui s'est creusé là. » Elle est là, la dignité.

Réunir les parties ennemies. Vider les tranchées de ses occupants. Recoudre, recoller, réunifier. Me draper du drapeau blanc et sortir au grand jour. Comme un pauvre diable qui a fait de son mieux. Qui n'a pas pu faire mieux. Qui abandonne cette folle course au dépassement de soi. Quel paradoxe, après sept ans d'amour dru, d'amour fou ! Qui donc m'a injecté dans les veines que seul l'amour qui se dépasse a droit à ses lettres de noblesse ? Comme s'il fallait aimer jusqu'à se rompre, jusqu'à se nier, jusqu'à mourir avec l'aimé pour avoir le droit d'en parler ainsi ! Sacrifice d'amour, Yseult éternelle, grands mythes et romans d'amour. Me dépasser, dépasser l'Être, est-ce vraiment là que réside ma dignité d'exister ? Ignorer les frontières qui me sont propres, telles qu'elles s'imposent, n'est-ce pas indigne ? Quelle prétention que cette tension vers l'au-delà de soi ! Reconnaître mes dimensions, les habiter de toute ma densité et cesser, cesser de viser le toujours plus. Et t'aimer doucement, mon amour, t'accompagner, te protéger, te veiller, le temps qu'il faudra, être celle-là qui est auprès de toi, dans la simplicité de ce qu'il nous reste à vivre.

Lors de l'animation d'une journée consacrée aux proches-aidants,

quelqu'un me demande si, après tout ce que j'ai fait pour toi,

je ressens encore de la culpabilité. Longue hésitation, mûre réflexion.

«Chaque jour, j'ai le sentiment que je pourrais faire plus.

Je pense que ça s'appelle de la culpabilité.»

À ma grande surprise, on s'agite autour de moi,

on se regarde et une dame murmure :

«Enfin! quelqu'un ose le dire!» Et voilà que, le disant,

je me sens libérée. Comme si je prenais tout à coup conscience

que j'avais honte de me sentir encore coupable,

malgré tout ce que j'ai fait. Eh bien, oui!

C'est ainsi et je n'ai plus à me battre contre moi-même.

Encore neuf mois d'attente

Longues sont les listes de ceux qui attendent
qu'on les délivre de cette condamnation à l'amour.
Rien à voir avec l'attachement qui, lui, dure et se recrée chaque jour.
C'est affaire de survie de l'une au prix de l'autre.
C'est cruauté et courage bien plus que libération et abandon.

Depuis deux mois, je macère dans l'obsessionnel. L'imminence me tourmente et je ne dors plus. Je n'ai plus de forces. Je ratisse le fond des tiroirs de mon courage et je ne trouve rien. On m'a laissé entendre qu'un « lit » pourrait se libérer en avril, en mai, au plus tard en juin. Lorsque l'angoisse frappe trop fort, je me laisse dériver dans l'aperçu d'une vie nouvelle. Un délestage de responsabilités. Partir sans devoir assurer les vingt-quatre heures. Habiter ma maison sans devoir la partager avec tous ceux-là que j'aime et qui me soutiennent, mais qui vivent de mon intimité. Récupérer ma salle de bain et me promener nue à ma guise chez moi. Ne plus remplir les feuilles de temps, les formulaires de salaire, la déclaration des heures travaillées. Prendre ma retraite et laisser mon entreprise fermer ses portes.

À défaut de courage, je m'encourage, à fleur de culpabilité en face de mon pauvre homme tant aimé, tant aimant. Je pourrais dire qu'il n'y est pour rien. Si j'avais la force, l'entrain et la persévérance, je pourrais le maintenir à la maison. J'en viens à penser que ce sont mes limites, et non plus les siennes, qui le forcent à nous quitter. Bref, depuis deux mois, je vis dans le tourment, me tiens en équilibre sur mes jours de répit, comme on traverse un torrent à gué, et souhaite avec ferveur ne pas avoir inexorablement dépassé mes limites. Être malade sans le savoir. Nourrir à dose de surmenage la tumeur qui va m'emporter avant lui.

On m'avait dit avril, mai ou juin. C'était au début de février. Voilà qu'aujourd'hui, mi-mars – allez savoir comment on a pu en venir là –, on m'annonce qu'il y aura neuf mois d'attente. Il me faut franchir un printemps, un été et un automne. Neuf mois, le temps d'une grossesse. Que me faut-il donc encore puiser dans des ressources qui s'amenuisent pour vivre l'accomplissement de cette histoire d'amour qui n'en finit plus de finir ? Quand j'ai appris la nouvelle, j'ai senti on ne peut plus concrètement le coup de poing dans le ventre. J'ai perdu le souffle. Et pendant les vingt minutes qui ont suivi, je n'ai su que dire une chose : « Comment je vais faire… comment je vais faire ? » Des larmes sèches, un râle plus qu'un sanglot, la voix de la panique. J'ai fait mille fois le tour de mon minuscule chalet en répétant toujours la même rengaine : « Comment je vais faire ? » Puis, je me suis calmée.

J'ai pensé à mon pauvre homme qui ne saisit rien de tout ce qui le concerne, qui ne retient pas, ne comprend pas, ne mesure pas, n'anticipe pas… J'ai beau expliquer, préparer la transition, peine perdue. Puis, j'ai pensé : « Voilà des mois de sursis. Le temps de passer un dernier printemps, un dernier été, un dernier automne ensemble. » Je nous vois encore déjeuner le dimanche au café, dîner, peut-être, au restaurant voisin, replonger, ma foi, dans ces plaisirs que j'anticipais alors avec bonheur et que je m'étais résignée à sacrifier. Je me vois sortir de l'enfer de l'attente, me réinstallant dans le quotidien de ceux qui n'en sont pas encore là.

Mais je redoute aussi ces mois en plus, ce temps suffisant pour que germe en moi la tumeur, que la stase fertilise son sol, le rendant ainsi propice à ce que la malignité s'y sente bien logée. Que faire pour prévenir ? Pour durer sans risque d'y laisser, moi aussi, ma peau ? Vivre sans me taire, vivre sans fermenter dans cette épaisseur de l'être qui l'empêche de reprendre son souffle. Vivre au plus proche de soi. Sentir, pour l'arrêter, le travail de l'écartèlement. Refuser de m'épuiser à réconcilier les opposés, de me déchirer entre culpabilité et dévouement, entre trahison et fidélité, entre don et égoïsme. Car on a beau avoir tout fait, on ne se console pas de devoir sauver sa peau au prix de celle de l'autre. Bannir de soi la voix d'une morale qui n'appartient en rien à la nature. Fruit d'une culture, qu'elle soit chrétienne ou psy, qui nous éloigne de l'essentiel. Rester unie, rester UNE, rester SOI. Et vivre les jours comme ils se présentent, avec le bon et le dur, avec le doux et le difficile, avec le don et la cruauté de vivre.

Pendant quelques mois encore, j'ai à sauver mon jardin de l'abandon. Chercher mon soleil, m'abreuver du meilleur et ne plus rêver de ce qu'il était, de ce qu'il pourrait être. Pendant quelques mois encore, espace de tendresse, espace d'accueil, devoir de centration. Sur moi, pas sur l'autre. Le laisser s'échapper de moi, m'échapper de lui. Émerger de ce nouvel étranglement qui s'ajoute aux autres.

Combien de fois ai-je été devant l'appel de la vie, muselant ainsi le cœur qui mendierait sa bonté ventre à terre si on le laissait courir bride abattue ? Encore quelques mois, peut-être des années, à laisser cohabiter en mon cœur l'appel d'une ouverture et la nécessaire main liée à toi. On écrit une histoire, on la crée, on la vit. Faut-il savoir aussi la quitter ?

Tu tombes à nouveau très malade. Occlusion intestinale, à la maison, cette
fois. Je suis absolument incapable de donner les soins seule.
Tu comprends de moins en moins bien les consignes.
Je m'épuise en quelques jours. Ce sont ces événements limites
qui remettent sur la table la question de l'incontournable hébergement.

Patience !

*Très rares sont ceux qui n'auront pas à subir de délai entre
le jour de l'admission et le moment où ils ont pris la décision de confier
l'être aimé aux secours d'un centre d'hébergement.
Dans notre cas, il aura fallu attendre sept mois.
Très long exercice de sagesse, de croissance, de silence.*

Attendre, l'attendre, m'attendre. Prendre le temps, laisser durer le temps. Le temps nécessaire, le temps que prend le temps. Prendre mon temps plutôt que de le perdre, dans l'agitation, dans la planification. Savoir néanmoins que le temps perdu ne l'est pas toujours autant qu'on le pense et que la durée a des vertus que l'instant n'a pas. Je n'avais pas saisi que « patient », « pâtir », « patience » sont les faces d'une même famille.

« Patient », comme celui-là qui souffre, qui se heurte à la durée de sa douleur.

« Pâtir », comme souffrir, comme subir.

« Patience », comme latence, comme prudence, comme présence.

Dans le passé, invoquer ma patience avait une odeur de passivité. C'était attendre dans l'impuissance et laisser se produire autour de moi, à l'extérieur de moi, le phénomène espéré. Aujourd'hui, je ne ressens plus cette vertu de la même manière, devant ces derniers mois à attendre. Et combien je redoute le jour où l'appel de l'Institut universitaire de gériatrie sonnera le glas de notre vie commune ! Je voudrais que ce jour-là soit déjà derrière moi. Je voudrais que ce jour-là n'arrive jamais. Je voudrais n'avoir jamais été forcée à un tel abandon, s'il en est. Je voudrais être plus forte, plus robuste, plus grande, plus et plus. Je ne peux pas nier qu'à la fois j'espère. Elle me tarde maintenant la délivrance de cette captivité qui s'enroule-roule autour de moi. Délivrance de cette condamnation à porter mon compagnon de vie coûte que coûte, bien au-delà désormais de mes forces et de mes limites. Je voudrais tant qu'il soit épargné, qu'il abandonne avant qu'on l'abandonne. Je voudrais, je voudrais…

La patience m'exhorte à ne plus rien vouloir. À ne plus rien prévoir. Elle m'invite à être là, dans la suffisance de l'existence. Penser que la dure besogne se fait, à mon insu. Que la conclusion ne sera pas celle que j'anticipe. Que ma vie et la sienne se dérouleront à même leur propre parcours. Parcours qui m'échappe, qui doit m'échapper. Comme mes patients, je suis cette patiente confiée aux durs labours de la croissance, livrée aux détours de ma souffrance. Faire alliance avec elle plutôt que de tirer sur elle. La mettre de mon côté, lui donner les clés de son ouvrage et la laisser me travailler.

Patience non pas dans ce qui est extérieur à moi, mais dans ce qui se trame en moi. Laisser durer ma solitude, pâtir et subir qu'elle s'accomplisse en son temps, pas avant. Laisser ma gestation se poursuivre par son élan propre, accueillir la créature à son rythme, pas au mien. Et savoir, savoir que l'attendu n'émanera de nulle part ailleurs que de MOI.

Permettre que se produise en moi tantôt l'inespéré, parfois le redouté, toujours l'incontrôlé. M'abandonner non plus aux mains d'un autre, mais à mes mains propres qui fouillent ma terre à l'aveugle. Sans savoir ce qu'elles y trouveront.

Patience comme prudence, comme présence. Demeurer au plus près de moi. Ne rien brusquer, cesser de me heurter, céder à la croissance lente, fidèle. Confiante dans la force du temps qui calme, laboure, purifie. Entendre le murmure qui fore cette terre meuble, offerte à la moisson pourvu que ses germes s'enracinent sans violence.

Patience comme croissance, dans l'abandon de soi au travail de la muse. Celle qui se charge de l'essentiel sans exhiber ses manœuvres. Celle qui se cache pour œuvrer. Celle qui s'échappe de la conscience. Cette muse qui inspire sans qu'on le sache, qui fera éclore l'œuvre de création là où le vouloir, le prévoir et le devoir auront enfin échoué.

Il m'arrive d'imaginer l'impossible. Tu redeviens valide,

je vois la maladie régresser jour après jour et je frémis à l'idée

que tu découvrirais toutes les décisions que j'ai prises,

certaines apparentes trahisons depuis sept ans.

Malgré cela, si tu redevenais valide, sans équivoque,

je te choisirais encore, mon unique.

C'était seulement un redoux

Les mirages des redoux sont chimériques.
Au-delà du sortilège, ils ont une fonction.
Paradoxalement, ils sont parfois nécessaires
à l'éclosion de la séparation.

C'était seulement un redoux. Un redoux ne dure jamais. Ce fut le temps d'une petite valse en *la* mineur. Émouvante petite valse qui n'a pas besoin d'être éternelle pour être un chef-d'œuvre de tendresse. En plein hiver, un insolent parfum de printemps qui vous enivre d'espérance. On s'y précipite, on se découvre trop, trop tôt. Il arrive qu'on en ressorte malade. Si l'on déplore l'imprudence, on ne regrette pas le risque, ni la ferveur ni le regain. On se dit que tel appel ne pouvait rester sans réponse.

Ce fut un reflux de vie, la résurrection d'une agonisante qui ne savait pas qu'elle allait mourir, qu'elle s'était oubliée dans le devenir de l'autre. L'autre, qui n'en finissait plus de s'échapper d'elle, qui n'en finissait plus de quitter ce monde. Elle était là, à ses côtés, elle soignait, elle caressait, elle langeait et voilà qu'à son insu la femme n'existait plus que dans le sillage de celui dont elle prenait soin. Femme-nuage, mère porteuse.

Puis a surgi un regard tendre, une main offerte. Un bras d'homme qui s'est emparé d'elle. Une épaule, une étreinte qui laissait la trace des doigts sur sa peau. C'est alors que s'est ouverte l'échancrure et, avec elle, un battement de cœur qu'elle croyait évanoui. Cadence inespérée, les trois temps d'une valse, celle-là, en *la* mineur. Brève, ingénue, émouvante petite chose qui se voulait facile… facile. Un air connu qui n'offrirait que grâce et légèreté.

Illusion que d'espérer l'arrimage aisé. Mais s'il convient d'ouvrir les yeux sur ce qui sépare, ce serait mentir que de nier la joie retrouvée, la tendresse, tous ces effluves d'attachement qu'elle croyait endormis depuis des siècles et qui resteront gravés là, dans un coin du cœur réanimé. Des images belles, enivrantes parce qu'inespérées, quelques émois, des rires et du complice, des spasmes aussi, des désenchantements, des compromis indignes d'elle, qui disparaîtront. Un temps de deuil qui doit vivre. Laisser respirer cette peine, la prendre sous son aile et métaboliser le sacrifice, mais choisir, encore une fois, de VIVRE. Se pardonner le besoin, ce grand vide par les années de carence creusé, et s'entendre dire que le manque n'est pas un tort. C'est seulement une souffrance.

Il y a des redoux irrésistibles. Faudrait-il pour autant leur tourner le dos ? Ne pas goûter un peu de la ferveur des renaissances ? Convocation d'autant plus urgente que le piège de la fusion avec celui qui va partir, l'aimé depuis plus de trente ans, est grand.

S'il fut un bienfait de cette main tendue, ce fut de nous séparer quand il le fallait, mon amour. C'est à toi, Michel, mon mari, que je parle. Aussi inconvenant que cela puisse paraître. Nous étions, toi et moi, confondus dans le pacte tacite de nous éteindre ensemble. Je ne savais pas que je ne respirais plus que de ton souffle. Je ne sentais plus que mon cœur avait renoncé à sa cadence. Je ne voyais pas que ma féminité en avait pris son parti.

Il a fallu qu'une transe s'empare d'elle…

Quand vient le soir, j'ai souvent le cœur à la nage, le sanglot à fleur de peau. Je me niche dans le creux de ton cou, je passe mon bras sous ta nuque et je te chuchote des choses tendres. D'une lenteur infinie, tu lèves ton grand bras maigre, décharné maintenant, tu entoures les épaules de ta femme, comme tu le faisais de ton vivant. De ce vivant-là. Car tu vis ailleurs aujourd'hui, dans un nulle part auquel je n'ai plus accès depuis longtemps. Et tu bordes ta pleurante d'un amour plus libre et plus pur que jamais.

Malgré ma peine…

Je sens mieux aujourd'hui que je peux renaître de tes cendres.

J'arrive mieux à me prendre en douceur et à me pardonner les imprudences qui me guettent quand viennent les redoux.

J'accepte mieux qu'indulgence et indigence aillent de pair.

Je m'approche de la sagesse de me séparer de toi.

Demain, j'aurai conquis de vivre sans toi, mon amour, mon mari.

Michel, mon mari,

Je voudrais t'écrire une lettre d'amour. C'est une lettre que je recommence indéfiniment. Au cours d'une promenade, je la marche, cette lettre, je l'entends, je la récite et je te la chuchote. Mais devant ma page blanche, les mots ne viennent pas. Pour cause d'insuffisance, d'imprécision, de manque d'envergure. Je préfère me taire.

Je voudrais seulement te dire que je t'aime. Que tu le saches dans ton éternité et que tu emportes avec ta vie ce petit peu de moi. Je t'aime.

Michel, mon compagnon, mon amour, mon mari, mon enfant, mon plus petit. Il y a trente-cinq ans, tu m'attendais au bout d'un couloir, j'étais en retard et ne m'en excusais pas, comme si déjà je savais que j'allais avoir tout mon temps avec toi. La première fois que nous nous sommes vus, moi, je me disais: «Serais-je capable de capter l'amour de ce grand gaillard lumineux?» Toi, tu te disais: «Celle-là, je ne la laisse pas passer.» J'ai toujours tremblé à tes côtés. Ton charme avec les femmes, ton charisme dans ton milieu, ta gentillesse quasi universelle, ton attendrissement devant les petits, ta souplesse avec tes camarades de travail, on craquait devant toi. Chaque soir pourtant, tu revenais chez nous. À mon secret étonnement. Je me disais: «Tiens! Il revient.» Sans savoir au juste ce que pouvait contenir ce soupir de soulagement. Appréhension de te voir, un jour, retourner en terre natale? Doute quant à ma capacité de justifier ton attachement pour moi? Va savoir!

Tu es resté; de toute évidence, nous nous sommes choisis. Plusieurs fois, nous nous sommes mérités. Nous avons connu nos embrasements et nos sinistres. Nous avons survécu. À coups d'honnêteté, à coups d'aveux, à coups d'humilité. Nous tenions plus que tout l'un à l'autre. Nous nous croyions promis à une vie familiale gaie et fraîche. Nous l'avons eue exigeante, comme bien d'autres en ce changement de siècle. Les enfants, c'était une évidence pour toi et pour moi. Nous nous pensions germes de bonheur pour eux. C'était sans compter avec les embûches de notre société contemporaine. Nous avons fait de notre mieux, peut-être un peu plus même. Leur aurions-nous seulement donné le témoignage de la ferveur d'aimer que nous aurions été de bons parents. Nos enfants sont vivants, ils sont sensibles; nos enfants sont de beaux humains.

Tu as fait du cinéma, tu as peint, tu as écrit: toute ta vie, tu as créé. Seul, absolument seul à entreprendre tes projets. On te fermait la porte, tu entrais par la fenêtre. Je ne crois pas t'avoir assez dit combien j'appréciais ta détermination, moi qui œuvrais dans la sécurité d'une institution. J'écrivais des livres, des textes divers; tu as toujours été mon premier lecteur. Chaque fois, le cœur ému, tu me disais: «Je te connais si peu.» Tu m'aimais un peu plus. Je m'attachais pour de bon. Nous trinquions au moindre prétexte. Jamais, je ne me suis ennuyée avec toi. Nous prenions plaisir à nous donner rendez-vous. Tu venais, tu revenais. Je te rencontrais par hasard dans la rue, c'était la joie; tu étais celui-là précisément que j'avais envie de croiser, ce jour-là. Et chaque soir, tu revenais à la maison. Chaque soir, je me calmais: «Il est encore revenu.»

Puis, vint le jour où tu allais toujours revenir. Toujours parce que tu ne pourrais plus partir. Le jour où je suis devenue ta main, ton œil, ta parole, ton pas. Le jour où ton regard a pris le relais des mots, où la lenteur de ta main sur ma joue s'est faite plus éloquente que toutes les lettres d'amour. Le jour où il m'a fallu apprendre à te prendre, à te langer, à te bercer et à chanter dans ton oreille. Pendant un temps, ce fut le plus beau de notre intimité. Il n'y avait plus de bruit entre nous. Un silence amoureux qui en valait bien d'autres. Dans cette apparente misère, il m'arrivait de ne rien envier à personne. Depuis ce jour où tu n'as plus reconnu ta femme, tu as sollicité tout ce que j'avais de bonté. Dans le tumulte des affaires courantes, je l'avais si bien tenue pour acquise, cette bonté, que je ne m'en occupais plus. Depuis ce temps où tu as pris la nuit pour le jour, tu as fait appel à ma patience. Les anges, fort heureusement, ne m'avaient pas oubliée en ce sens. Je ne le savais pas. Ma gloire à régler plusieurs problèmes en même temps me privait hélas de ma lenteur. Depuis ce jour où tu as manqué de tout, tu as puisé dans ma générosité. Dans l'engrenage de l'efficace, j'aurais pu devenir à mon insu et contre nature, comptable.

Aujourd'hui, le chagrin le dispute à la tendresse. Nous nous quittons l'un et l'autre et tu ne reviendras plus. L'homme fini, charnel, physique que tu es encore s'échappe de moi. Comme je me suis échappée, depuis quelque temps déjà, de tes bras, de ton corps. Tu dois savoir maintenant que tu as creusé ton sillage en moi. Au plus secret de ce qu'il y a de terreau d'amour en moi. Je m'attache à cet espace dorénavant confidentiel qui pourrait bien injecter en mon âme aimante cette sensation de n'être plus jamais seule. Parce que je te porte, pour toujours. Parce que depuis ton passage, je ne suis plus la même. Nous serions-nous seulement aimés que nous aurions vécu, vivants, mon amour.

Édith, ta femme

Ce matin...

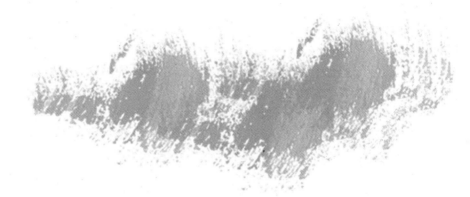

... le téléphone a sonné.
«Bonjour madame,
ici l'Institut universitaire de gériatrie...»

TABLE DES MATIÈRES

Trouble de mémoire, dites-vous?
Et si l'on voyait autrement ces déficits de la mémoire? Si cette confusion du souvenir masquait, au contraire, un effort de sauvegarde de celui qui a toujours été?

Les signes avant-coureurs: le ver dans l'amour
L'hypothèse du pire est rarement celle qui s'impose au départ. C'est la crise conjugale qui sonne d'abord l'alerte. En quelques mois, on se retrouve étrangers l'un à l'autre. C'est la déroute absolue, faute de comprendre la nature du processus qui s'amorce.

La vague du tendre
On ne se réclame pas du ver qui s'est glissé dans l'amour. On le garde pour soi. Jusqu'à ce que la vague du tendre l'emporte sur l'amertume. Celui ou celle qui accompagne s'est enlisé, sans encore le savoir, dans une solitude sans pareille. C'est souvent une tierce personne qui dénoue l'impasse.